「せん妄」を知らない医者たち

和田秀樹

幻冬舎新書
746

「せん妄」を知らない医者たち／目次

終章 よい医者の見極め方・付き合い方 九カ条 159

編集協力　大崎百紀
企画・編集　木田明理
DTP　美創

第1章　高齢者の暴走事故

――なぜ医師はせん妄を疑わないのか

高齢者はむしろ「のろのろ運転」

2019年に東京・東池袋で起きた自動車暴走死傷事故を覚えていますか？

当時87歳だった高齢ドライバーが、信号を2つ無視して交差点に猛スピードで進入し、横断中だった母子2人が犠牲となりました。11人死傷という大事故です。

これを機に、高齢ドライバーの運転の危険性がクローズアップされ、運転免許証を自主返納する高齢者が増加しました。東京都で、**翌20年に自主返納したドライバーは6万2626人に上り、過去2番目に多く、その93%が65歳以上**でした。

90歳近い高齢者が日中の繁華街で起こした暴走事故ということもあり、社会に与える影響は大きなものでした。

この事故は、加害者となった男性の事故後の発言に一貫性がなく「上級国民」という表現で報道されたことも相まって、「90近くにもなって運転をするとは何事だ」と大きな非難を浴びました。しかし件《くだん》の男性、報道によれば、日頃から奥さんをのせて運転をし、安全運転で知られていたそうです。そして事故後には、「(事故の時のことを)覚えていない」と証言しています。加害者はパーキンソン病を患っており治療を続けていました。

私は一連の報道から、薬害事故の可能性が高いと感じています。どういうことかと言うと、「高齢だからブレーキとアクセルを踏み間違えてしまった」という運動神経・反射神経・認知のミスが引き起こした事故ではなく、「パーキンソン病の治療薬の副作用によって起きてしまった意識障害」により起きた事故ではないか、ということです。

私が知る限り、高齢者は認知機能の衰えをちゃんと自覚しています。ブレーキが間に合わないとか、反応速度が遅くなるとか、反射神経がダメになるとか、動体視力が落ちるなどで事故を起こすのはよくある話。ですから、日常的に運転している高齢者の運転は、おのずと注意深くなるものです。つまり、高齢者は「暴走運転」とは真逆の「のろのろ運転」になります。高速道路を走っていて、妙に遅い車を見たら高齢者だった、という体験はありませんか？

日常的に運転している人なら、70歳以上の高齢者がつける「高齢運転者標識（通称もみじマーク）」のついた車を見た時に、その車が暴走するとは思わないですよね。

もし高齢者が事故を起こすとしたら、急に飛び出してきた子どもに、反応が間に合わずにひいてしまった、ということぐらいです。あるいは曲がり切れずに車をぶつけるとか、物損事故とか。そんな事故がほとんどです。

よく考えてみてください。判断力の衰えを自覚しているのにあえて暴走するなんて、よほどの運転マニアでない限りあり得ません。何のために？　どうして？

そう思いませんか？

「急にわからなくなる」のはなぜか？

東池袋自動車暴走死傷事故のこの加害者も、今回の事故を起こす数カ月前に、車庫入れに失敗して車を柱にぶつけていたと報道されています。

認知症のせいでは？　と言う方もいらっしゃるかもしれません。

実際、事故を起こした高齢者の中には、その後の聴取で「ブレーキとアクセルを踏み間違えた」と話している人が多くいます。でも、考えてほしいのは、**その人が普段からブレーキとアクセルを踏み間違えているのか**、という点です。

急にわからなくなる、というのがポイントなのです。

普段は正常なのに、ある時、急に間違える。間違えてもすぐに反応できない。ブレーキを踏めない。この状態はやはり、何らかの意識障害が起きていると想像できます。

「意識障害」とは意識状態や覚醒度が普段とは違う状態です。寝とぼけたような状態と言えば、イメージしやすいかもしれません。

夜中に目が覚めたり、無理に起こされたりした時に、問いかけに対して、ぼんやりとした返事をするけれど、でも翌朝に目覚めた時は、何を話したか、その時のことをまったく覚えていない。まさにその状態と同じと考えると、読者の皆さんにもわかりやすいと思います。

日常的に運転をしている人であれば、すぐにサイドブレーキをかけるなり対処できるわけです。それもできず、一瞬にして、まるで瞬《また》きをしている間に、事故が起きている。

「パーキンソン病で足がつっぱり、アクセルを踏み続けたのではないか」と言った医師もいました。おかしなコメントです。アクセルを踏んで危険を感じたらすぐにブレーキを踏むはずです。それができなかったのです。

私はこれまで4000人以上の認知症患者と接してきましたが、**たとえ認知症が進んでも、自分の命を守ろう、危険を回避しようという能力はかなり最後まで残る**とみています。なぜなら、危険回避は人間の本能的なものだからです。しかも認知症というのは、若年性認知症でない限り、かなり時間をかけてゆっくりと進行します。

認知症の7割を占める「アルツハイマー型認知症」であれば、ブレーキとアクセルの違いがわからなくなりつつある、という時点で自らの判断で運転を止めるでしょう。運転動作のような「手続き記憶」というものは、エピソード記憶や意味記憶と比べ、最後まで残る記憶とされ、そう簡単に落ちることはないとされています。

東池袋の事故の不快さというと、それは「年をとっても運転なんかするから事故が起きてしまった。高齢者は速やかに運転免許証を返納すべき！」と短絡的に考えられていることです。

パーキンソン病治療薬の副作用の危うさ

高齢者の不可解な事故は他にもあります。

2023年の2月に、78歳の男性が横浜市でひき逃げ事故を起こしました。車やバイクなど5台が巻き込まれた大きな事故です。しかし、その男性は事故後に、「散髪に行っていた」と話していました。

バイク2台と車3台に次々と衝突したその車で、です。

その男性は、床屋から自宅に戻って、車を見て、「あれ？　なぜ傷がついているのだろう」と不思議に思ったようです。自分が衝突事故を起こしたことは、まったく覚えていないと言うのです。

「なんたることか！　他人の車にぶつけて事故を起こし、そのままのんきに床屋に行くとは」

フツウの人ならそう思うでしょう。しかしある程度、臨床経験が豊富な医者であれば、**人が普段と変わらない言動を取り、それを覚えていないとすればこれは意識障害が起こした事故だろう**、と想像ができると思います。

突発的な車の暴走事故は、薬の副作用による意識障害によって引き起こされたものであると言えるのです。少なくともその可能性を疑うべきです。

大事なことは、なぜそんなことが起きたのか。医者として、人として、その背景をしっかりと考えるべきだと思います。どのタイミングでその薬を飲んだのか、なぜ運転したのか。薬の副作用を知らなかったのか、などです。

そこで、まずパーキンソン病の治療薬について考えていきましょう。

パーキンソン病というのは、中脳の黒質という部分の神経細胞の数が減少し、黒質で作られる神経伝達物質のひとつである「ドーパミン」が減少してしまう神経変性疾患です。

その症状は、運動障害といったものが顕著です。たとえば、手が震えたり、筋肉がこわばり手足の動きがぎこちなくなったり、動かすのに時間がかかったり、バランスをとる反射がスムーズにできなくなったりします（これらを4大症状「振戦」「筋固縮」「無動・寡動」「姿勢反射障害」と言います）。進行はゆっくりですが、最後には、立つことも歩くこともできず、日常生活に全介助が必要な寝たきりとなってしまいます。

故・永六輔さんが闘った病としても知られています。前向きな永さんは、歩行障害で車椅子になっても、ありのままの姿を見せて、テレビのインタビューで、「（僕は）パーキンソンのキーパーソン」と言っていました。しかし日々動作能力が低下していくこの疾患は、決してたやすいものではないのです。

この治療薬として処方されるのが、脳内で不足するドーパミンを補う薬物で、代表的なものが、レボドパです。しかしこれは、「運転注意薬」とされています。「運転注意薬」とは、文字通り服用後の運転に注意が必要な薬のことです。他に、プラミペキソールという薬もあります。こちらの場合は、運転中に突発的な睡眠が起こることがあるため、「運転禁止薬」に指定されています。

このように、**パーキンソン病の治療薬には、運転注意薬と運転禁止薬があるのです。**

運転禁止薬については追って詳しく説明します（27ページ参照）。

今飲んでいる薬が、一瞬にして意識を失わせるという怖さ

運転注意薬とされる血圧降下薬やコレステロール降下剤などなど、飲んでいる薬は4～5種類、という人はそう少なくないと思います。

そんな人がある日急に、頭がぼんやりして、意識がおかしくなってしまう。こ

れが意識障害の怖さです。もし家にいる時に起きたら、周囲は慌ててしまうことでしょう。
「あそこに誰かがいる！」とか「虫がいっぱい這《は》っている！」といった幻視や、「誰かの声が聞こえる！」といった幻聴で騒ぎますから。

とうとう、ボケてしまったと思うかもしれません。しかしこれは数時間のうちに収まります。というのも、それは、「せん妄」という意識障害が引き起こしたものだからです。

あぁ、よかった、認知症ではなくて。薬の副作用だったのね。と安心することでしょう。

しかし、この**意識障害が運転中に起きたら、どうなるでしょう**か。

目の前に見えている信号や横断中の人々などのリアルな景色、それがリアルに見えずに、見えているのは幻視。幻の視界が広がります。幻覚が起きます。

たとえば、後ろから誰かに襲われているような感覚になり、「あー怖いー！　逃げなくては！」とハンドルを必死に回して、アクセルを踏み続ける。つまり暴走運転です。方向感覚を失えば、逆走運転にもなります。赤信号も見えません（認識できません）から、そのまま通り過ぎる。事故を起こして目が覚めたら（気づいたら）、人を撥《は》ね殺していた、ということも当然あり得るのです。

麻薬などの薬物を飲んで運転している状態を、想像してみてください。

普通に病院で処方され、飲んでいる薬の副作用でそんな状態が起きてしまう。これは、非常に大きな問題です。

パーキンソン病患者は、全国に16万人強いるとされています。

東池袋の事故から、学ぶべきこと。それは「高齢になったら運転はやめないとね」ではなく、「運転をする前に、飲んでいる薬の副作用を知っておかないとね」です。

それにしても、どうして今日本では、高齢者が逆走や暴走事故を起こしたら、すべて年のせいだと捉《とら》えられてしまうのでしょうか。普通の感覚を持っている医者だったら「薬のせいだ」と考えるというもの。「これってせん妄とか、意識障害を起こしていたんじゃないの？」

そう導かれない社会、医療機関や報道機関も含めて、非常に残念に思います。ちなみに、欧米では車の暴走事故がほぼ問題にならない。起きていないのです。ドイツのような車大国でも「高齢者の暴走事故」というのは、ほとんど報道されていないそうです。

これは私が思うに、高齢者には無駄に薬剤処方がなされず、「薬づけ高齢者」が少ないからでしょう。アメリカだってそうです。日本のような皆保険制度がありませんから、病気になったら大変です。高い医療費を払わないで済むようにと、おのずと国民に高い予防意識が根付いています。医者にかかるのも最低限。よって処方薬も少ないので、薬の副作用の問題も日本のように多くないのでしょう。

「せん妄」を疑えない日本社会の闇

ここで、日本の医療の2つの問題点を述べたいと思います。

超高齢社会であるのにもかかわらず、高齢者に起こりうる「せん妄」という意識障害についての医師や社会の認識が低すぎます。

高齢の肉親が入院して、しばらくぶりに退院した時に、どうも様子がおかしい。ぼーっとしていて、いつもと違う反応速度。「あれ？　ボケちゃったの？」と思ったことはきっとあるはずです。しばらくすると元に戻る。これは**一時的な意識障害、つまり「せん妄」**です。多くの方が体験したことがあると思うのです。

医療の現場では、非常にありふれた症状です。

それなのに、なぜ考えが及ばないのか。社会が触れないのか。医者がわからないのか。

本当にわからないのであれば、本当に情けないほどに、日本の医者のレベルが低すぎると言わざるを得ません。

もうひとつは、なぜ、テレビ局は薬剤性「せん妄」について報道しないのか、という点です。

製薬会社がスポンサーになっているから、テレビ局が「忖度《そんたく》」をして発信しないのでしょうか？　もしもテレビ局の大スポンサーが製薬会社であるがために、本来は報道すべき薬害の真実を、局の誰か（ディレクターやプロデューサー）が止めてしまっているという報道の歪みがあるとすれば、メディアのあるまじき姿です。

超高齢社会で心も体も健やかに生きようと、**多くの健康番組を作る一方で、国民が必要としている正しい情報を発信しない**なんて、そんなバカげたことがありますか。

おかしすぎます。

でも私は言い続けます。大切な皆さんの健康のため、命のため、真実のため。

そんなつまらぬ忖度のために、どこかの誰かが加害者となり被害者となるなんて、惨めすぎると思います。東池袋のあの暴走事故が起きたのは、薬剤の副作用による可能性が高いということが公になり、誰もが知るところになれば、おそらくはパーキンソン病の治療薬のみならず、危険な運転に繋《つな》がりうる薬を無意識に服用する人が確実に減り、痛ましい交通事故も減っていくはずです。

もちろん薬剤費が減れば、給料から天引きされる保険料も下がるはずです。そんな可能性があるのに、見えていて見えていないふりをするなんて。できることがあるのに、やらないなんて。

まだあります。

もしこれが公となったら、まだ運転が十分できて、日常生活において運転が必要な人が運転免許証の自主返納をしなくても済むようになるでしょう。

実は私、方々で言ってきていますが、「70歳になっても、80歳になってもはつらつと心も体も健康でいられるためには、頭と体を使い続けること」が鍵なのです。高齢者から運転免許証を取り上げるべからず、です。65歳以上で運転をやめた人が、6年後に要介護になる確率が2・16倍になるという調査データもあります（2019年の筑波大学などの研究チーム調査）。

高齢者の運転が、特別危険なわけではない

そもそも高齢になったら、交通事故を起こす可能性が高くなるというデータは存在しません。皆さんの思い込みです。メディアの影響です。

警察庁の資料（令和5年中の交通事故の発生状況）の「原付以上運転者（第1

当事者）の年齢層別免許保有者10万人当たり交通事故件数の推移」によれば、交通事故を起こしている年齢で一番多いのは、16〜19歳で（約1025件）、次いで20代（約1008件）。高齢者は70代で約733件、80代前半でも約433件です。高齢者だけ飛びぬけて事故率が高いわけではありません。

さらに見てみると、高齢ドライバーの死亡事故は、車両単独事故（ガードレールに衝突するとか、カーブを曲がりそこなったとか）、つまり「自爆」的な交通事故が多いのです。高齢ドライバーが歩行者をひいて死なせてしまう、という事故は75歳未満の半分に留まります。

それなのに、高齢者の交通事故は、まるで人を巻き込むかのごとく報道され、**社会全体で、「高齢者よ、運転するな」と言っているような差別報道には全力で異を唱えたい**と思います。

「せん妄」すら疑えず、指摘できず、公にならない社会の闇は、あなたが想像する以上に深く、残念で、人々を不幸にすることばかりなのです。

眼科で、「瞳を開きますので、その後は、車の運転などは控えてください」と言われた検査を受けたことはありませんか。

瞳孔を大きく広げるための点眼剤を使った検査のことで、散瞳検査といいます。この検査後はしばらく、光がまぶしく感じます。そのため、**車やバイク、自転車の運転は検査後4〜5時間は避けるように**とされています。

このように明らかにいつもと異なる状態がわかれば「あ、気をつけよう」となるものですが、まったく異変を感じることなく、急に薬の副作用が起きてしまうのは大問題です。

冒頭でお話ししました、東池袋の事故が典型でしょう（薬の副作用と断定されていませんが、私はその可能性がかなり高いと思っています）。

運転禁止薬、運転注意薬の危険性

運転禁止薬は国内で使われているものでも2700種類超あり、医療用医薬品の実に25%が指定されています。

医療用麻薬であるオピオイド系鎮痛薬（ヒドロモルフォン、オキシコドンなど）や、認知症薬（ドネペジル、メマンチンなど）、抗精神病薬（アリピプラゾール、クエチアピンなど）、鎮咳薬（デキストロメトルファン、コデインリン酸塩など）、解熱鎮痛薬、総合感冒薬（インドメタシン、PL配合顆粒など）、抗ヒスタミン薬（クロルフェニラミン、ケトチフェンなど）、先に述べた抗パーキンソン病薬（プラミペキソールなど）、抗てんかん薬（バルプロ酸、レベチラセタムなど）など……。睡眠導入剤としても使われるベンゾジアゼピン系、ベンゾジアゼピン類似薬（トリアゾラム、ブロチゾラム、ゾルピデムなど）は、高齢になるほど体内に残りやすいと言われており危険です。

非常に身近な薬も該当しています。果たしてこれらを処方する際に、医師がその副作用について患者に説明しているのかどうか、やや疑問です。皆さんが知らずに飲まれている薬の多くが、運転禁止薬に含まれている可能性がある、と知れば大抵の方は驚かれると思います。

風邪や関節痛で一般に処方されている薬が、眠気やめまいを引き起こす可能性のある「運転禁止薬」なのですから。

せっかくなので補足しますが、今、主流の花粉症対策薬（アレルギー専用鼻炎薬）は、運転禁止薬にはなっていません。これは、第2世代と言われる抗ヒスタミン成分のため、従来（第1世代）のように眠気や集中力低下などの脳に対する影響が大きくないからです。副作用のことを考えると、第1世代の抗ヒスタミン薬を飲むのは避けた方がよいのです。

H_2ブロッカー胃腸薬（ヒスタミンH_2受容体拮抗薬）も「手足や肩、腰などの筋肉が痛む、手足がしびれる、力が入らない、こわばる」といった副作用の可能性があります。

これは販売する薬の説明書に「使用上の注意」として書かれています。

さて運転禁止薬とわかっていながら服用し、運転して事故を起こした場合は、危険運転致死傷罪になります。

もしも知らなかった場合（それが、医師から処方された薬剤の場合）、医者から説明を受けなかったということを証明する必要がでてきます。

医者には説明責任があります。ですから、**処方の際には、担当医に運転禁止薬や運転注意薬に該当していないか、聞くことが大切**です。

処方せんを受け取った時に、こう言ってみてはどうでしょうか。

「先生、私は日頃運転をするのですが、これ、『運転禁止薬』とか『運転注意薬』じゃないですよね」と。

面倒な患者だなと、邪険な態度をとられてごまかされたり、回答をしてもらえなかったりしたら、迷わずこう言ってください。

「もし、それに該当していると**わかって運転して交通事故を起こしたら私は危険運転致死傷罪**になります。知らなかった場合、教えなかった先生の罪になるんです」

これぐらい言わないと、医者たちも変わっていかないでしょう。

正しい医療というのは、ただ求め、変わるのを待つのではなく、患者側からアクションを起こすことで導かれると思っています。

ちなみに、運転禁止薬の注意年齢はすべての人です。65歳以上から、とかそういう表示はありません。

第2章　高齢者医療の不都合な真実

高齢者に必要な総合診療医はわずか2％しかいない

総人口（1億2495万人）に占める高齢者（65歳以上）の割合が29％になりました。

患者さんの6割くらいが高齢者、ということになります。

これほどまでに社会が高齢化しているのに、日本の医療がそれに対応していないことに私は非常に危機感を覚えています。

若い人たちに対して行うのと同じ医療を、高齢者にもやっているということが問題なのです。

それによるトラブルは、後述し、その背景を説明します。

現在の日本の医療の現場においては、体を部位ごと（臓器ごと？）にわけて治療をする「臓器別診療」が広く浸透しています。「胃が痛むから消化器内科」とか「胸（心臓）が痛むので循環器科」というふうに、患者さん自身が最初に科を選ばれていますね。中には「何科にかかったらいいのかわからない」という方や、「病院内でたらいまわしにされた」という方もいらっしゃるかもしれません。

臓器別診療というのは、複数の臓器に関わる症状や疾患がある場合、科を選び難いというデメリットが患者側にあるのと同時に、各診療科の医師らは専門的知識が高いものの、**他の臓器に及ぶ知識や検査に対する意識が低い、という問題**があります。

1970年代に、臓器別診療が始まりました。

意外に感じられるかもしれませんが、以降50年も、日本の医療の構造は基本的には変わっていません。

超高齢社会に対応するため、2018年4月には、新専門医制度が開始され、専門医の領域に「総合診療」が付け加えられました。それによって、「総合診療医」が誕生したものの、実際にはわずか2％しかいないと推測されています。イギリスだと医者の50％が総合診療医。超高齢社会の日本が、わずか2％です。非常に残念です。

高齢者が増えれば増えるほど、総合診療医のニーズが増えるのはわかりますよね。

高齢者は複数の疾患を抱えていることが多く、複数の医療機関にかかっています。

現在の医療制度には、（国際的な定義でいうところの）「かかりつけ医（ゲートキーパー）」に関する公的制度がありません。よって、患者は自由に複数の医療機関を受診でき、その都度《つど》必要に応じて薬剤の処方を受けています。

「年をとって増えるのは診察券の数だけ」

なんてつぶやく高齢者の声が聞こえてくるようですが、実際に10種類以上薬を処方されている、という方も少なくありません。いわゆる「多剤併用」です。

多剤併用の恐ろしさを、医師も患者も知ってほしい

多剤併用であればあるほど、有害事象が起こりやすくなります（日本老年医学会「高齢者の安全な薬物療法ガイドライン2015」より）。先に述べた「せん妄」もしかり。「転倒」もそうです。5種類以上の薬の服用で、**4種類までの時の倍も転倒の発生が増える**ということを知っていますか？

薬が処方されたことで、一部の高齢者は知らぬ間にADL（日常生活動作）が低下し、QOL（生活の質）も低下しているのです。要するに、現代の日本の医療が、高齢者に適したものになっていないということです（なぜ、多剤併用が高齢者に悪いのかは57ページから詳しく説明します）。

エムスリー（医師が登録する日本最大級の医療従事者専用のサイト）によると、

大学の臓器別講座の弊害を実感したことがあると回答をした人の割合が、年齢が高まるごとに上昇しています。

「入院患者は多種の病気を持っているから、専門外のことは、素人並みになってしまっている」「臓器別に薬が出て結果的に多剤併用になる」「特に内科で、少しでも自分の専門を外れるとまったく診れないダメ医師が増えた」など、医師ですら、総合診療を学ぶ必要性を感じているわけです。

私は、臓器別診療の医師が開業するにあたって、一定期間、総合診療の研修を受ければもう少しマシな治療ができると思っています。しかしながらそんなフォローもない。何の研修も受けないまま開業するわけです。臓器別診療の発想が抜けないから、各臓器のことしか診られず、他の臓器のことはわからないから、論文の改ざんが問題になった医師が編集の代表者になっている『今日の治療指針』(医学書院)のような〝あんちょこ〟を見て、薬を処方し続けるのです。

だから、**高齢者は薬の処方があっという間に増えてしまうわけ**です。当然ですよね。高齢者は慢性的に疾患があり、多くの臓器にまたがっている。そのうえ、回復力が低下しているために治癒に時間がかかります。

皆さんは今、こういう医者たちにご自身の体を委《ゆだ》ねているのです。

そろそろこの現実に目を向け、危機感を持っていただきたい。とんでもないことが起きてしまってからでは、遅いのです。人を殺したり、殺されたりした後では、取り返しがつきません。

日本人は医者を素直に信じすぎです。特に高齢者。医者の言う通り、言われるままに、検査データの数値を正常値にしなければと、まるで洗脳をされたごとく思い込み、処方された薬を疑問視することなく服用し、その結果「薬づけ」になっています。

さらには、その薬の副作用によるダメージにすら気づかず、飲み続け、医師にかかり続ける。薬の副作用に対応する薬を飲む、という薬の負のスパイラルに陥っているのに気づかず通院している人もいるかもしれません。

この「処方カスケード」は、医療費の負担増大にも繋がります。巡り巡っては、働く世代の方の社会保険料の増額（給料の手取り減）にも繋がります。なんと皮肉なことでしょうか。医者の言いなりになっている皆さんが変わらなければ、この負のスパイラルはずっと続くことでしょう。

高齢者のせん妄を知らない、疑えない危険な医者たち

人口の3分の1が高齢者という時代になり、大学病院を含めて今、外来診療の6割が高齢者とみられています。大学病院や大病院をのぞいて、地域の開業医は、診ている患者の8割は高齢者だと思います。整形外科なんて9割ぐらいいるのではないでしょうか。それなのに、高齢者医療や総合診療のトレーニングを受けて

いない。だから「せん妄」という、非常にありきたりな副作用を知らないのです。もしかしたら、**「せん妄」と認知症の識別もできない医者もいる**かもしれません。

東池袋の暴走事故を見て、「お年寄りだから仕方ない」と思っている医者も沢山いるように思えます。

地域の医者であれば、自分のクリニックに、自分で車を運転して診察を受けにやってくる高齢の患者とも多く接しているはずです。日常的にそんな高齢者を診ているのに、「高齢者は運転が危険」と思う。患者の実際を見ていなければ、せん妄も知らない。情けないと思います。

ここまで繰り返してきた「せん妄」について、改めて説明しましょう。

高齢者の多くに見られる「せん妄」の特徴は、こんな症状です。

①ぼーっとしていて、目つきが変わって覚醒レベルが低下している。
②注意障害があり、呼びかけた時の反応が通常と異なり、適切ではない。
③睡眠覚醒リズムが乱れ、昼夜が逆転することがある。
④時々幻覚が生じたり、激しい興奮状態を起こす。

ややこしいことに、認知症の中でも「レビー小体型認知症」や「血管性認知症」、それから正常圧水頭症でも、ぼーっとして、せん妄などの意識障害を起こすことがあります。

認知症とせん妄は区別すべきものではありますが、認知症の人の症状として表れることもあるのです。

しかもせん妄は多くの場合誘因があり、そのひとつが薬剤の副作用です。

脱水や便秘、発熱、疼痛《とうつう》などでも起きます。

高齢者によくある病態と言えるのです。

実際にアメリカの老年医学で最もポピュラーなテキストブックである『クリニカルジェルアトリックス（Essentials of Clinical Geriatrics eighth edition）』という書籍の中でも、**「高齢者によくみられる状態」として、せん妄と認知症、抑うつ状態、失禁、転倒、フレイル（虚弱）**などが紹介されています。高齢者医療を学ぶならば最低限理解すべき症状であるということが、この教科書でも書かれているのです。

こんな当たり前のことである、せん妄を知らない医師たちも、教科書ぐらい読んでから開業してほしいものです。

せん妄も知らないのならば、むしろ「65歳以上は診ません。高齢者は診ません（わかりません）」と決めたらいいのにと思います。

私は逆の立場です。川崎幸クリニック（川崎市幸区）の老年科の非常勤として診察をしていますが、65歳以上しか診ません。

高齢者を多く診ている医師といえば、実際に在宅訪問をする「訪問診療医」かと思いますが、一部の優秀な医師をのぞき、まだまだレベルが低い。いや、圧倒的に低いように思います。

高齢者が暮らすお宅を定期的に訪問し、日々の体の変化、状態を診ていたら、普通ならわかると思うのですが……。教科書に沿った疾患と症状がこびりついて、そこから発想が展開していかない。せん妄を疑えない医師が多すぎます。

高齢者の**血糖値を下げると、早朝失禁とか、早朝の意識障害などが多く起きる**のに、机上の学び通り、薬を出して正常値にまで下げようとする。本当に情けない話です。

繰り返します。

せん妄を知らない医師にかかってはいけません。

せん妄を疑わない医師、それを知らない家族。
本当に残念です。

「正常値」至上主義の医者に振り回されてはいけない

臓器別診療の専門医で、高齢者医療の研修も受けていない医師は、いわゆる「正常値」至上主義の典型になりがちです。頼りにするのは、検査結果の数値のみ。それをいわゆる彼らが学んだ「正常値主義」に沿って、治療を決めて、提供しているのです。

高齢者にとっての「正常値」が若者と同じでよいという治療方針が正しいかどうかは、国内で大規模調査をやっていないためまったくわからないのですが、彼らはそれを信じる教育を受けて今に至っています。

高齢者のことをまったくわからない人（医師）が、高齢者を診ているという現実。

これは、本当に恐ろしいことなのです。

たとえば高齢者が肺炎になると、高熱がさほど出なかったり、あまり苦しそうでなかったりします。いわゆる肺炎の典型的な症状が出ないことも多いからです。これを「無熱性」の肺炎といいます。そのため処置が遅れがちです。心筋梗塞を起こした時も同様です。若い人では強い胸痛を訴えるのに対して、高齢者ではそれほど、目立たないケースもあります。これは「無痛性」の心筋梗塞です。

このように高齢者は、非定型的な症状であるということが珍しくないという特徴があるため、医療職は常に患者の顔色を見て、小さな訴えや変化にも早い段階で気づけるよう、注意を払うことが大切になってくるのです。高齢者の疾患は慢性化するし、長期化もする。いったん**病気にかかると、完全に治癒することが望めないというのも多々ある**のです。

複数の疾患を持つ人が多く、皆さん沢山の薬を飲んでいます。飲み合わせにも注意が必要ですし、副作用にも気を配る必要があるということは、これまで述べてきた通りです。

こんなふうに常に観察が必要な高齢者の体だからこそ、決められた数値に基づいた診察だけでは、危険ですし、無意味とも言えます。

それにしても、医者はなぜここまで「正常値」にこだわるのでしょうか。

日本人の死因の1位は、1950年までは結核でした。

そして、翌1951年には脳卒中になりました。

それ以降、血圧が高いと脳の血管が切れて脳卒中になって死んでしまう、と思い込む人が増えて、やたらと血圧を下げる運動が盛んになりました。下げろ、下げろ、運動です。そして、1960年代には、日本で初めての予防医療が生まれました。それが「減塩運動」です。全国的な運動となり、1980年代半ばにかけて日本人の塩分摂取量は、1日平均13・5gから12・1gへと低下しました。そして、日本人全体の血圧の平均値も下がり、脳卒中関連の死亡率も大幅に低下しました。

しかし、その「減塩」という考えがすべての高齢者に適しているとは私は思えません。

1950年代当時の高齢者人口は、全体のまだ5%程度でしたのでさほど大きな問題にならなかったのかもしれません。若い人は減塩をしてもそれほど意識障害は起きません。しかし、**年をとってくると腎臓のナトリウム貯留能力が落ちる**ので、減塩運動をすることで、低ナトリウム血症などでナトリウム不足の害が出てきます。これは、高齢者が増えれば増えるほど問題になってくるはずです。

つまり、高齢者には高齢者に適量なナトリウム摂取量というのがあるはずなのです。

検査データだけで、健康・不健康を決めつけない

医者が信じる（そして、強要する）その数値に惑わされてはいけません。減塩も減量も、医師の言いなりになって、目標値を設定してはいけません。

1日のナトリウム摂取量については、日本の基準は男性7・5g未満、女性6・5g未満ということになっていますが、17カ国10万2000人の大規模調査では10〜15g摂取した人の死亡率が低いと報告されています。

私は、長く高齢者医療に携わってきましたから、右のデータは納得できます。血圧が高い人の方が、元気がいいことが多いのです。低すぎるのは危険です。特に低ナトリウム血症ではヘタをしたら死んでしまう。

血糖値だって同じです。下げすぎの人はフラフラしたり、失禁したりすることが多いのです。

実際、私も血糖値が高い時の方が頭の調子がいいのです。当然ですよね。子どもたちだって、朝食を抜いて学校に行くと、集中力は低下します。「低血糖で成績が下がる」わけです。なんとなくそれはわかっているはずなのに、どうしてもっと柔軟に考えられないのでしょうか。低血糖による悪影響は、勉学にいそしむ学生だけでしょうか？

まったくのナンセンス。高齢者こそ低血糖に気をつけるべきです。

低血糖は、認知機能を低下させ、うつ症状を引き起こすこともあります。

私たちは自分の体を、検査データの数値だけではなく、体感として本能的に感じる必要があると思います。それが一番、その人にとっての「最適」であるはずですし、そうであるべきなのです。

最近になってようやく、高齢者の低栄養問題が取り上げられるようになりました。

年をとったら**メタボ対策より、フレイル対策をすべきだという認識が社会に広がったことはよいこと**だと思います。

厚生労働省も「食事摂取基準を活用した高齢者のフレイル予防事業」を推進しています。たんぱく質の摂取量が少なくなると、筋肉量が減少します。そのうえ、加齢とともに筋たんぱくの合成が遅くなるので、高齢者は一層たんぱく質を含む食品をとることが大切です。1日に必要なたんぱく質の量は、体重×1・2gとされています。

メディアも多く取り上げて、「朝たん」という言葉も生まれました。ご存知でしょうか。朝にたんぱく質を摂取するのが一番有効だというものです。

高齢者は朝からしっかりとたんぱく質をとって、栄養を十分とりましょう。多少食べすぎたかな？　ぐらいでもいいのです。痩せすぎよりも全然いい。年をとったら「ちょいデブ」がおすすめです。

栄養：お肉を食べ、３食しっかりとって、口腔ケアもしっかり。
身体運動：ウォーキングやストレッチなど。
社会参加：趣味やボランティアや就労など。

この３つがフレイル予防のポイントだと、厚生労働省もパンフレットを通して発信しています。

私の周りでも、肉をしっかり召し上がっている高齢者は本当に元気です。

社会の高齢化に伴い、医療をそれに合わせていくことは極めて当然なこと。それに伴わない現実、つまり社会が高齢化しているのに、医者がその方針を全然変えないことの方が問題です。

健康に気を遣わない方が長生きできる!?

各学会の認定医とその専門医は、それぞれの臓器に関しては専門的に勉強し、難しい試験を受けているので相応の知識があります。ただ私は、結構これが危ないと思っています。つまりこういった医師は、呼吸器や消化器などなど……、ひとつの臓器に突出した知識を持っている。しかし、逆の見方をすれば、それ以外の**臓器の知識はそれほど多くなく、他の臓器からのアプローチで疾患を捉える発想**がない。

私は特にかかりつけ医を称しながら、診察室に飾られた各学会の認定医や専門医の証書を見るたび、無能さをあからさまにしているような気がしてなりません。むしろ診察室にそういうものを飾らない医師の方が信頼できる。要するに自分はある臓器は診られるけれど、他は無知だと公にしているようなものだからです。

それにしてもそんなバカ医者は、しつこいくらいに、血圧が高い人に薬を飲め、とか塩分を控えろとか言う。

薬を飲んだら脳卒中のリスクは下げられるかもしれませんが、それを下げたところで、アメリカの大規模調査によると8％から5％に下がる程度です。それによるメリットよりも、デメリットの方が心配です。

こういう人の言いなりになって食べ物を減らすことで免疫力が下がる、あるいは、食べる楽しみを奪われ、美味しいと感じられないものを毎日食べることによるストレスで免疫力が下がる可能性があります。大好きなお酒を飲みながら、おしゃべりを楽しむ。こういう心を豊かにする時間は、私は免疫の面でも決して悪くない、むしろとてもよいと思っています。

面白い調査結果があります。

フィンランド保険局が、40歳から45歳の上級職員600人を選び、定期健診や栄養学的チェックを行い、運動を推奨し、タバコやアルコールや砂糖・塩分摂取の抑制指示に従うように依頼しました。一方、同じ年齢群で、同じ職種の600人の別グループを作り、そちらには食事制限を与えず、ただ調査票の記入だけを依頼したのですが、後者のグループの方が心臓血管系の病気やがん、高血圧になりにくく、各種の死亡、自殺率などが低かったという調査結果があります。

これをフィンランド症候群と言います。要するに**健康に気を遣《つか》っていない方が、病気もしなければ死亡率も低かった**のです。これはとても興味深い調査データだと思います。

そろそろ、証書を飾っている時代遅れの医者たちに目覚めてほしい。最新の調査結果や、実際の人々の状態に目を向けて、いかに自分の知識が狭く浅いのかに気づいてほしい限りです。

海外で新しいデータが出ても、それに目を通したり勉強したりしない。証書もあることだし、自分の知識のアップデートなんてしなくていいと考えている。しかし、医療は科学なのです。日々新しくなっています。古い知識より統計データを信じるべきなのは言うまでもありません。

世間が思うほど、医療は人の命を助けていないという現実

「夕張パラドックス」をご存知でしょうか。

２００６年に、北海道の夕張市が財政破綻し、市内唯一の夕張市立総合病院が経営破綻しました。１７０床あった病院は閉院し、19床の診療所になりました。夕張市民たちは、市外に行けば総合病院はありますが、夕張市内にはありません。市内で医療を受けるということが大変厳しくなってしまいました。

この後の夕張の市民たちがどうなっていったか、想像できますか？

なんと、**がんや心臓病や脳卒中によって亡くなる数が減り、増えたのは老衰だけでした。**

興味深いこの夕張市の事例は、「医療を受けない方が健康でいられる（死なない）」ということを示しています。

病院のベッド数が9割も減り、高度な医療が受けられなくなった。それなのに、それまで治療をしていた時よりも死亡率が低くなる。まさしく、「医療って何なんだろう？」の実例です。

「コロナパラドックス」もそうです。

２０２０年に新型コロナウイルス感染症が流行し、通院中の女優がコロナ感染で急死するなどして、高齢者たちは病院に行くことを避けるようになりました。

医療関係者は「今年は人々が病院に来なくなったから大量の超過死亡が出るでしょう」と予想していました。ところが、です。

蓋《ふた》を開けてみたら、まったく逆でした。

20年ぶりぐらいに、年間の死者数が減ったのです。

「健康診断パラドックス」というのもあります。

1970年代から健康診断が始まりましたが、その恩恵を受けてきたのは、多くが男性かと思います。80年代ぐらいまでは専業主婦が多かった時代。基本的には、企業が行う健康診断を正社員の男性が受けて、パートで働く主婦や専業主婦は受けられませんでした。

その人たちが今、80代になっています。

なのに、なぜ女性の方が長生きしているのでしょうか？　健康診断を始める前の男女の寿命差が4～5歳なのに対して、**健康診断がスタートした後の方が、男女差が2歳ぐらい大きくなっている**のです。おかしいでしょう？

どうですか？

いかに無駄な医療や無駄な健康診断を受けてきたか、ということがおわかりいただけますか？

結局、人が考えているほど、医療は人の命を助けていないのです。

スウェーデンだと、要介護者の口にスプーンを持っていった時に、口を開けなければ、食べる意思がないものとして、食支援の取り組みも点滴も行わず、静かなる死へと誘導します。いわゆる自然死への道です。

それでも日本とスウェーデンの男性の平均寿命は、むしろスウェーデンの方が長いのです。日本の男性は81・05歳、スウェーデンの男性は81・34歳です。

何も治療しないのと、治療をして薬づけでは、薬づけの方が早死にをしてしまうかもしれないのです。

ポリファーマシー
——薬の副作用をよく考えよう

これまで、「多剤併用になると有害事象が多い」ということを説明しました。

多剤併用によって引き起こされる有害事象を「ポリファーマシー」と言います。メディアでも取り上げられるようになったので、皆さん一度は聞いたことがあるかもしれません。あるいは調剤薬局でポリファーマシー見直しのために、薬剤師から処方履歴や体の状態を聞かれたり、相談したりという方もいらっしゃるかもしれません。

本項では「多剤併用」の害を中心に考えたいと思います。

「高齢者の安全な薬物療法ガイドライン２０１５」には、「多剤処方と薬物有害事象および転倒の発生リスク」が紹介されています。服用している薬剤の数と、転倒のリスクの相関関係です。

高齢者は薬剤を服用していなくても（つまり0種でも）、3パーセントくらいは転倒します。これは致し方ないことです。しかし、そのデータによれば、**1～2種類で転倒リスクは15％、3～4種類だと20％、5～6種類だとなんと40％に**

も上ります。

「これを飲まないと心筋梗塞になりますよ。脳卒中になりますよ」

医師にそう言われた時に、「はい、わかりました」と応じる前に考えていただきたいのです。

「その病気になる確率って、どのぐらいあるのか」ということを。

確率論です。薬害が出る可能性と、薬によって大病を予防できる可能性。

アメリカの著名な調査では、血圧が170の人が5年後に脳卒中になる確率は、薬を飲んでいなくても8・2%、飲んでいても実際には5・2%あるのです。

つまり、薬を飲まなくても9割以上の人はならない。それを考えた時に、転倒のリスクを冒してまで、薬を飲むべきか、ということは、しっかりと考えた方がいいと思います。「薬が大好き、沢山飲んで害が出ても、それは致し方ない。薬を飲んでいる方が安心」という方は納得した上で、それを飲み続ければいいだけのことです。

高齢者は薬が体内に長く残るから、1日3回から1回に減らしてみる

高齢者は腎臓と肝臓の血流低下で、肝臓で薬を分解する能力も、腎臓からの排泄機能も衰えます。酵素活性も低下します。それにより薬の代謝が遅くなり、血中のアルブミンも減少しているので、全体として体内に多くの薬物が残りやすくなります。

薬を飲んだ後に、血中濃度がピークに達してから、肝臓で分解されたり尿で排泄されたりして、血中濃度が半分になるまでの時間（半減期と言います）がかかってしまうのです。さらに高齢者は、神経細胞が減少しているために、血液脳関門（血液から脳組織への物質の移行を制限する仕組み）が老化しているので、中枢性の副作用が出やすいのです。

せん妄の原因となる**精神安定剤のジアゼパムなどは、若い人が飲んでも半減期が20時間程度**なのに、高齢者が飲むと、その年齢と同じぐらいの時間に、半減期が延びます。70歳なら70時間ぐらいということです。薬の濃度が上がるほどせん妄を起こしやすいので、高齢になると危険です。

患者が高齢者であることを考慮して「薬を1日3回から1回に減らしましょう」と言ってくれる医師がどれほどいるでしょうか。私たち自身で身を守るしかないのです。少しでも異変を感じたら、薬の服用の中止の相談をすべきです（本来はそうなる前に動きたいものですが）。

ひとつの方法として、利用する調剤薬局も「お薬手帳」もひとつにして、「自分の薬の管理を一元化」するというのもよいかと思います。

「私の薬のことなら、この人に聞けば大丈夫」という、かかりつけ薬剤師がいれば、安心ですね。

２０１６年４月に開始された「かかりつけ薬剤師制度」によって、**必要に応じてかかりつけ薬剤師が薬を処方した医療機関に電話をする**など対応してもらえるようになりました。

上手に利用すれば、ポリファーマシー対策だけでなく、残薬（飲み忘れなどで手元に残っている薬）管理にもなり、結果医療費の削減にも繋がります。

第3章 現代医学は高齢者に合わない

血糖値高めはダメダメ、に惑わされるべからず

知識ある読者の方はご存知かもしれませんが、「高齢者になったら、血糖値は高めでいい」のです。高齢になったら、血糖値は高血糖よりも低血糖の方がずっと危険なのです。

糖尿病の人が低血糖を起こすとどうなるか、想像したことがありますか？強い脱力感や震え、集中力の低下などが起こり、ひどければ意識を失います。脳へのダメージは、恐ろしいものです。

意識障害、つまり頭が朦朧《もうろう》としてしまう。たとえばその状態で自動車を運転すれば、交通事故を引き起こしかねません。歩行だって危険です。低血糖のフラフラ状態で歩いて転倒、骨折して入院でもしたらそれこそ要介護状態まっしぐらです。こんな不幸なことはありません。

これは"The NEW ENGLAND JOURNAL of MEDICINE"などの一流雑誌ではすでに発表されています。ようやく日本糖尿病学会も、血糖コントロール目標（HbA1c値）の設定を変えましたが、まだまだそれが広く浸透しているとは言いづらく、**高齢になっても血糖値をコントロールしている医師が多いことに辟易《へきえき》**しています。

先日、歯の治療で抜歯の話になった時のことです。私の話です（笑）。

「HbA1c値が9％もあるから、抜歯できないよね」

そう医師に言われたのです。

「せめて7％以下にしてもらわないと、危険だよね」と。

糖尿病患者が歯科治療を受ける時は、高血糖による感染のリスクを考えるからです。

でも私は、北米での大規模調査でHbA1c値が7〜8％が一番死亡率が低かった（68ページ参照）ことを知っています。私は9％の高めの数値で安定し、問題なく過ごしてきました。それを理解せず（しようとせず）、検査データ上の数値だけを見てそう話す、柔軟性の低い歯科医に正直、がっかりしてしまいました。

この先生だけではありません。

在宅診療をしている医師にも理解されなかったことがありました。「それでも医者か」と言われました。

正直に言えば、「え？　在宅診療をしているのなら、高齢者を多く診ているはずでしょう？」と憤りすら覚えてしまいました。

もし私が将来ケガをして手術が必要になった時、私は手術を拒否されるかもしれません。そんなおかしなことってあるでしょうか。まぁ私はがんになっても、手術はしないと決めていますけど。

一人ひとりの体や思考が違うように、**その人にとっての健康数値は違うという**

ことを理解すべきなのではないでしょうか。

日本糖尿病学会のHPを見てください。

血糖コントロール目標（HbA1c値）の設定が、患者の特徴や健康状態によって異なっています。認知症機能が正常でADLが自立している人は7・0％未満、中等度以上の認知症または基本的ADL低下または多くの併存疾患や機能障害がある人は、8・0％未満、というように。すべての人に同じ数値を求める医師は勉強不足を露呈しているようなものです。ただこの値でも私は低血糖のリスクも含め、まだ危険だとみていますが。

低血糖の方が、脳へのダメージが大きい

年をとればとるほど、引き算ではなく足し算医療がよいということを私は常々話しています。

「血圧もコレステロール値も血糖値も下げましょう」

そんな「引き算医療」はもうやめませんか。

中でも、私が一番脳に悪いと思っているのが「低血糖」です。

アコード試験という、北米における糖尿病の大規模調査の代表的なものを紹介したいと思います。

糖尿病のリスクを見る検査数値であるHbA1cを正常値である6・0%以下に下げようとした群と、7・0〜7・9%とした群を比較したところ、死亡率が25%も違っていました。なんと**血糖値を正常値まで下げた群の方が死亡率が高かったのです**。この調査は5年行う予定でしたが、3年半で中止となりました。

血糖値を6・0%まで下げたら16%もの人が、値を7・0〜7・9%にしても5%の人が、重度の低血糖を起こしていたのです。

死亡率だけを見ると7・0〜7・9%をキープする方がよいかもしれません。

しかしその状態であっても5%が低血糖状態になっていることを考えると、それでいいのだろうか？　と私は思ってしまいます。

もちろん、HbA1cが非常に高い人が体に不調を感じて、ある程度下げてその人の健康を維持するという治療はよいと思います。でも、医師から言われるがまま、自分の体の声も聞かずに、無理に下げるのもどうかと思います。

ちなみに私が血糖値を9%ちょっとでコントロールしているのは、日常的に運転をしているからです。運転中に低血糖を起こすと怖いので、そのリスクを少しでも下げようとしているのです。

LDLコレステロールというのは、それが多いと動脈硬化が進み、心筋梗塞や脳梗塞を引き起こしてしまうために敵対視されているようで「悪玉コレステロール」と呼ばれていますが、私は、そんなに悪いものと捉える必要はないと考えています。無理に下げなくてもいいと思うからです。

ある女性の例を紹介しましょう。

遠方から、私のところに相談に来たことがあります。

悪玉コレステロール値の下げすぎで生ける屍に

ある病院で、ＬＤＬコレステロール値が高く動脈硬化が進んだことで、冠動脈というのが細くなってしまい、ステントをカテーテルで入れて血の流れをよくさせる治療をしたという患者さんです。そこまではよかったのですが、そこで**動脈硬化の再発予防のためにと、どうも強力なコレステロール値を下げる薬（注射）を投与された**そうです。35キロぐらいしかない体に、ですよ。

最近はそういった強力な注射があるのです。それによって彼女のＬＤＬコレステロール値は46mg／dlにまで下がってしまいました（基準値は70～１４０mg／dl）。

医者は「下げすぎたって、全然害はないから」と言って相手にしなかったそうです。

彼女がどうなったか。どんどんうつっぽくなって、元気がなくなってしまったのです。

「LDLコレステロール値を健康のために下げましょう」というのは、百歩譲ってありとしましょう。しかし問題はそこからです。下げすぎの害がどれだけあるか、現実を知らない医者がいることに、驚きです。

たとえばLDLコレステロールというものは、女性ホルモンの材料です。これがあまりにも減ってしまえば、肌つやが悪くなったり、骨粗しょう症になりやすくなったりします。

原発性骨粗しょう症は、女性ホルモンであるエストロゲンの減少によって、骨量（骨密度）が減少して、スポンジのような海綿骨という骨の中の空洞が増えることによって起こります（一方、続発性骨粗しょう症は、特定の疾病や薬剤の影響によって二次的に起こります）。

しかも、ＬＤＬコレステロールには、脳にセロトニンという神経伝達物質を運ぶ働きがあります。すき焼きとか、美味しいお肉を食べていると、ハッピーな気分になることが多いですよね。実は、その理由のひとつは、セロトニンが脳に届くからと言われています。

そしてＬＤＬコレステロールは、免疫細胞の材料でもあるのです。

要するに、ＬＤＬコレステロールは高すぎるのも問題ですが、総じて低い人より高めの人の方が免疫機能も高く元気で、ホルモン効果で肌つやもよく、うつにもなりにくい。

どちらを取るかというのがこれからの医療で大事なところで、そこには議論の余地があると思います。日本での（世界的にもそうですが）医学調査では、高めの人の方が死亡率が低いこともわかっています。

少なくとも下げすぎることのデメリットは、知っておいていただきたい。免疫機能の低下は、がんや感染症を引き起こしやすくなりますから。

先に述べた通り、高齢者は、血糖値も血圧も高い人の方が一般に元気です。

諏訪中央病院名誉院長の鎌田實先生も、**高齢者（65歳以上）には、コレステロール値を下げる薬を出すのを基本的にやめる方向で診ている**そうです。

鎌田先生は言います。

「多くの患者さんは善玉コレステロールも、悪玉コレステロールもそれほど大きな変化がなく、薬をやめても安全ということを確認しています」

「コレステロール値は高めの人の方がむしろ長生きしているし、その方ががんにもなりにくいというのが、ある種の調査でわかっている」

（『医者の話を鵜呑みにするな　わがままな患者でいいんです』の鎌田實先生の

発言より）

わがままな患者になっていいのです

繰り返しになりますが、**高齢者の体には、「足りない」という害の方が、より悪い影響を及ぼす**のです。足し算の医療が理想なのです。

亜鉛というミネラルが欠乏しても、若い頃はそう影響は大きく出ません。しかし高齢になって亜鉛不足が強くなると、味がわからなくなったり、男性ホルモン不足が起きたり、新陳代謝にも影響を及ぼして大変です。

とにかく食べ物の種類も増やすなどして、いろんな栄養素を「足す」、数値も下げていくのではなく、上げて結構。糖分も足し、ナトリウムも足し、さらには、運動も足し、ホルモンも足す。

数値を下げることを勧める「引き算の医療」で本当に寿命が延びるかどうかに

ついては、残念ながら日本人に関しての大規模比較調査がないのでわかりません。

ではどちらを選ぶべきか。これはもう皆さんの判断に任せますが「足し算の医療」の方が、特に高齢者は、今より元気になることは間違いないと思っています。足すことの医療で長生きできる保証はありませんが、元気でいられることの方が絶対いいと思いませんか。

今を楽しく生きましょうよ。

たぶんこういった矛盾が生じるのは、これまでお話ししてきた通り、今の医療が臓器別診断によって行われて「木を見て森を見ず」みたいになっているからでしょう。

私のような思考は、とんがりすぎているかもしれませんが、自分に正直に生きて医療も医者の言いなりにならずに、「受ける必要がない検査は受けませんし、飲んで害が大きい（と自分で感じる）薬は飲みません」と主張するのはまったく問題ないと思います。

むしろ、「わがままな患者のススメ」をしたいぐらいです。

自分の体のことは、自分が一番よくわかりますし、心だって、自分のものです。

医療に限りませんが、**すべて自己決定で進めるということが、本来の自分らしい生き方**だと思います。

そうしてこそ、自分らしい健康の作り方、導き方だと思うのですが、違いますでしょうか？

「医者の命令が絶対」と考えず「自分の感性、感覚を最優先」にするのがよいと思っています。要するに、もっともっと、皆さんわがままな患者になっていいのです。

以前、鎌田實先生と対談した時、「和田秀樹的生き方は、日本の医療を変えるかもしれません」と言われました。医療や介護を受ける時に、「私はこう生きたいから」と自分の人生観をしっかりと伝えることができて、さらには、医療職や介護職もそれらを受け止めていくようになれば、介護や医療のあり方が変わっていくのではないか、ということだと私は思っています。

医療も介護も一方通行ではなく、双方の考えや情報を共有して、何度もやり取りを重ねていくことで、一緒に「生きやすい体、老いても暮らしやすい生活」を作っていくのだと思います。「わがまま患者」の代表的存在なのが私です。

鎌田先生からは「元気で長生きをしてもらいたい」と言われています（笑）。長く生きる、ということにはこだわりませんが、日々楽しく、元気で過ごせるようにこれからも頑張っていきますよ。

高齢者に健康診断は必要か、否か？

2018年に、近藤誠先生と共著で『やってはいけない健康診断　早期発見・

早期治療の「罠」』という本を出しました。

近藤先生は、「慶應大学病院の研修医になってから今まで40年以上、職場の健康診断、人間ドック、がん検診を受けたことがありません」と言っていました。

理由は、「面倒」「放射線被ばくによる発がんリスク」というのに加えて、「検査をしたグループと、しないグループの比較試験で『無効』というのを知ってしまったから」だそうです。

さらに、**健康診断をすればどこかの不調が見つかり、薬を飲まされ、その結果、脳梗塞や発がんのリスクが上がり、寿命を縮めることに繋がる、**と考えていたからのようです。

そんな近藤先生が、２０２２年に虚血性心不全で亡くなりました。

その訃報を受けて、「健康診断を受けなかったせいで、突然死をしたのだ」と指摘する人がいらっしゃるようなので、ここで少し異を唱えたいのです。

健康診断を受けたところで、近藤先生の死因に繋がったとされる冠動脈狭窄《きょうさく》は見つけられません。血液検査で心筋梗塞を防ぐことだってできません。心電図も同様です。

確かに心電図検査を受けていれば、その心電図波形から、狭心症の異常がわかることはあります。しかし安静時心電図は、50代、60代、70代にもなれば、少なからずその波形に「異常」が出ます。それを細かく分析して、危険な人の心臓ドックとか冠動脈撮影に繋げる、ということもそう期待できません。ましてや、70代以降になると、心筋梗塞でもないのに、心筋梗塞の心電図になる人が結構いる。

逆に心電図上では異常がなく検査結果が良好であっても、自覚症状ゼロで、心臓の血管が詰まりやすくなっているという人もいます。つまり「心電図」という検査自体がかなりのギモン。それ自体が古い主義の検査ですから、それで心臓の異常が事前にわかるかというと、意外とそうではないのです。

近藤先生は、元気でごはんも美味しいのに、健康診断、人間ドック、自治体のがん検診などで「気になる影や数値」「がん」が見つかって、「詳しく調べましょう」となって、乱暴な検査基準で「がんの疑いあり」にされて精密検査になることを問題視していました。

高齢になると、大多数の方に悪さをしないがんがあるものです。それをわざわざ見つけ出して、過剰に気を遣ったり、心配したりして、楽しいのでしょうか？　残りの人生をそんなふうに、気にしながら過ごすなんて。免疫機能も落ちてしまいそうな気がします。

私は、「検査で何か悪いところが見つかったとしても、薬を飲む気もなければ、生活が不自由になるのは嫌だから」と言って検査を拒否する人がいてもいいと考えています。少なくとも私自身はそうです。私の考えですが、高齢者こそ、健康診断は不要だと思っています。ただこれは自己決定でいい。検査を受けるのが好きな人は受ければいいし、その逆がいたっていい。

近藤先生は、**無駄ながん治療をすべきではないとか、勝手に乳房を切り取るのは外科医の犯罪行為ではないか**、といった論文「乳ガンは切らずに治る」を寄稿し、乳房温存療法を国内に広めるきっかけを作るなど、数々の社会貢献をしてきた立派な先生です。

対談の中で先生は「年をとってもよく働いて稼ぎ、ボケずにポックリ死ねば、老人はみんなに愛される（笑）。やってはいけない健康診断、やってみる生涯現役だ（笑）」とおっしゃっていました（『やってはいけない健康診断　早期発見・早期治療の「罠」』より）。

先生はまさにそれを実現させました。「近藤誠がん研究所」の外来に向かう途中のタクシーの中で具合が悪くなり、搬送先の病院で亡くなりました。

私は、彼らしい逝《い》き方だと感じています。合掌。

高齢者が低下する4つの力
――防衛力・予備力・適応力・回復力

WHO（世界保健機関）が定義する高齢者は65歳以上です。

高齢化率が30％に迫る勢いの長寿国日本においては、いまや3人に1人が65歳以上。

高齢者という自覚がないまま、ある日、ケガや病気で「80歳の壁」あるいは「75歳の壁」にぶち当たり、自身の老化と向き合う、という人も少なくないと思います。

これまでも著書を通して発信してきましたが（特に幻冬舎の「壁」シリーズ。『80歳の壁』『ぼけの壁』『うつの壁』など改めてお読みください）、高齢になるとあらゆる機能が低下していきます。だからこそ、**老いを遅らせる生き方をしたい**ものです。

ただ、知っておいてください。加齢とともに次の4つの力が低下します。若い時と同じような生活では、間に合わないこともあるのです。

①防衛力

いわゆるストレッサー（健康をおびやかす力）に勝つ力のことです。簡単に言えば、体を守る力。これが下がることで、体を守れなくなります。皮膚のバリア機能も、免疫機能も防衛力が低下すれば、外界から侵入する有害物質から体を防衛できなくなります。

②予備力

体の中に予備として蓄えられている能力。日常的ではなく、何かストレスがかかった時などに使われる「予備」の力のこと。予備力が十分であれば、多少の無理が利きますが、加齢とともにその力が低下するため、いつも以上に身体的な負担がかかると、ダメージが大きくなってしまいます。

③適応力

外部環境の変化に適応する能力のこと。ストレッサーが体に害とならぬように、順応する力のことで、これが低下すると、**生活環境の変化などによるストレスで体調を崩す**こともあります。

④回復力

何らかのストレスを受けた体を、元に戻そうとする能力のこと。回復力は年齢を重ねるごとに低下していきます。ただ、個人差が大きいと言われています。

一方で、高齢になったからこそ備わってくる力もあります。

それが「嫌なことを忘れる力」や、「些細《ささい》なことを気にしなくなる能力」です。私はすごくこの能力――「老人力」とも言えますが――を生かして、プラスに捉えて生きていくことがよいと思います。

年をとって、これまでできたことができなくなるということに悲観してはいけません。いや、もったいないです。それよりも、若い頃には到達できなかった「物事にこだわらぬ力」が身についたと喜べばいいのです。

介護の世界では「残存能力を生かす」という言葉をよく使いますが、できなくなることが増える一方で、意外と最後までできる能力があるものです。それは大概、「好きなこと」です。

認知症の人に、編み物の道具を渡したらサクサクと編み始めたり、紙を渡したら難しい漢字を書けたりします。

そんなふうに**自分にいつまでも残る「残存能力」**を存分に生かして、**自分らしく生きればいい**のです。

もう一度言いますね。低下したり、失ったりした力を嘆くよりも、今できることに目を向ければいいのです。趣味や特技がなくたって、家族の洗濯物がたためる。それだって十分な役割です。老いを楽しみましょうよ。不健康を受け入れましょうよ。病院に通って、医師の言葉に一喜一憂する日々から卒業しましょう。自分の生理的老化をしっかりと理解しておけば、失うものより、手にしているものに目を向けて、意外と前向きになれるはずです。

どうも病院通いで薬づけのご高齢者の方々を見るにつけ、もったいないな、と思うのです。

現代の医学が、高齢者に合っていないと思うもうひとつの理由がここにあります。

軽視された3つの問題点
――栄養学・心の医療・免疫学

さて、私が思う高齢化した日本の医療が軽視している大きな視点。

それは3つあります。

ひとつひとつ説明していきます。

1つ目が栄養学。

なぜか多くの管理栄養士が、「あれもダメ」「これもダメ」とさまざまな栄養素の摂りすぎを否定します。足りない栄養素を補ってあげるように指導する管理栄養士の人は私の印象ではほとんどいなくて、「もっと塩分減らせ」「糖質や脂質摂りすぎ注意」など、STOPをかけるのが管理栄養士の役割のようになっています。

我々は子ども時代に、「三大栄養素をちゃんと食べないと元気な大人になりませんよ」という教育を受けてきたと思います。その思考こそ、高齢者になったらもう一度必要です。

しかしながら、なぜか大人になってからは「食べすぎないように」となる。おかしな話ですよ。

2つ目が、心の医療です。

医学部の学生が精神科の授業ぐらいでしか、心の問題を学べない。それどころか精神科の教授のほとんどが生物学的精神医学者と言われる人たちで、**患者への寄り添い方や、共感の仕方、といった生身の人間への心のケアの実践を教えること**がない。

しかし、高齢になればなるほど心と体の相関が強くなり、切り離して考えられなくなります。たとえば50代ぐらいでうつ病で亡くなる、というのは大概が自殺です。ところが高齢者のうつ病患者の場合、食べられなくなると、それだけで脱水や低栄養を起こし、死に繋がる可能性が高くなります。うつ病による体への影響が、若い人よりも大きいのです。

そのような高齢者のケアを知らない医者が多すぎる。今の教育システムの下で考えると、9割5分ぐらいの医者がそうだと思っています。一般内科の医者たちも基本のキを学んでいない。患者さんを健康にするには体だけでなく、心を診ないといけない。もっともっと心の医療をやらないといけないのです。本当に。

3つ目が、免疫学です。

そもそも免疫機能を高めるためには、適度な運動と休養、ストレスを減らし、バランスのとれた食事をとり、ポジティブな思考で日々健康的に暮らすことです。しかし、コロナ感染を機に過剰すぎるほどの「STAY HOME」思考が掲げられて、国民の多くが、「外に出るのは危険」と考えるようになった。これは本当に残念な話です。

免疫学の権威と言われる、順天堂大学特任教授の奥村康先生もこれに関しては、懸念されていました。人との関わりすらなくなり、ずっと家に閉じこもっていて、それが本当のコロナ感染対策でしょうか？　免疫学の観点から言えば、逆効果です。ひとたび感染したら、重症化のリスクが高くなる。なぜならば免疫機能が落ちているからです。

本当に免疫機能を高めたかったら、**栄養をしっかりとって、適度な運動をして、人との交流を続け、我慢せずに行きたいところに行き、会いたい人に会う**ことです。

OKな医療、NGな医療を見極める

必要な医療と、不要な医療の見極めも大切です。

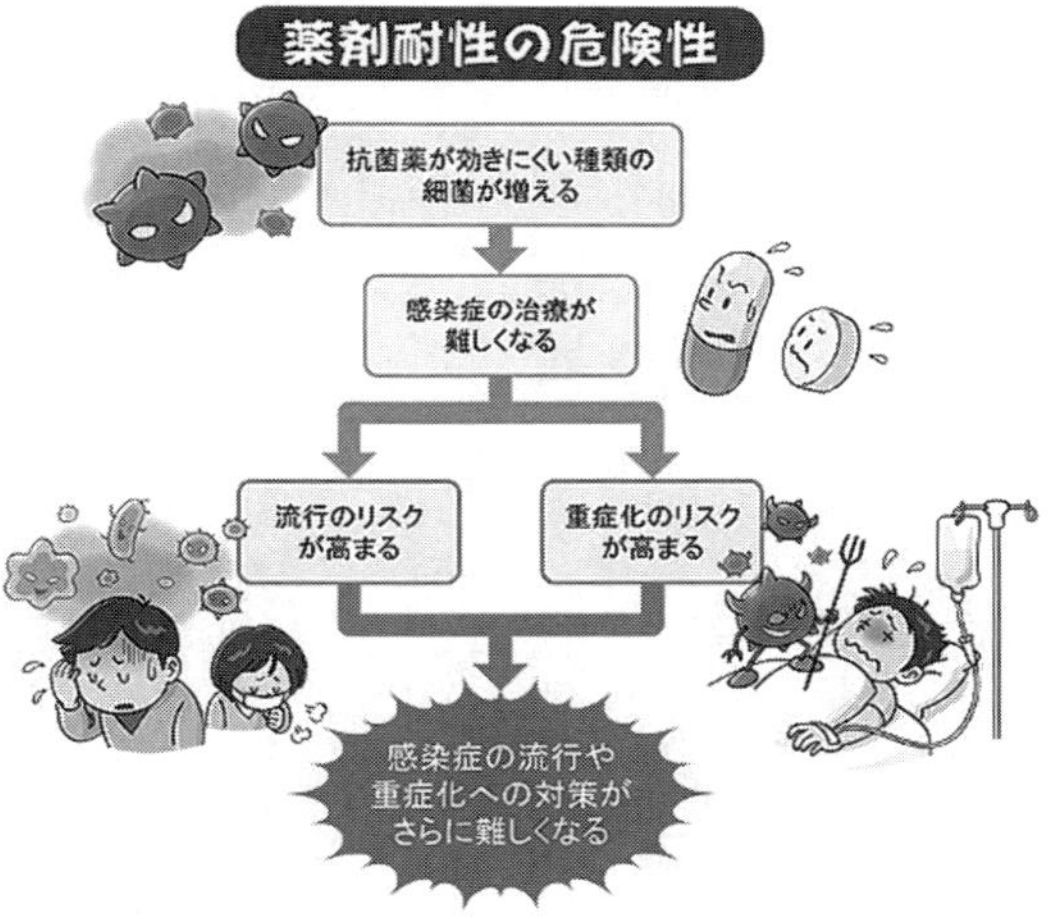

出典：「抗菌薬が効かない『薬剤耐性（AMR）』が拡大！　一人ひとりができることは？」政府広報オンライン https://www.gov-online.go.jp/useful/article/201611/2.html

たとえば、肺炎になった時に、抗生剤を入れて回復が見込めそうならやった方がいいと思います。しかし、免疫機能が落ちた高齢者が感染症にかかり重症化し、耐性菌（薬に対する耐性を得た菌）が広まって使用できる抗菌薬が減ると、命の危険が高まります。抗生剤を投与しても一向に改善しないとなった場合、その薬剤は本人にとって負担になるだけです。

終末期の高カロリー輸液の点滴も

同様です。医者の頭にあるのは「治す」「医療行為を続ける」ということ。その治療が患者の体にどれだけの負担になるか、という発想は二の次です。

衰弱し、尿も十分に出なくなった終末期の高齢者に対して行う点滴は、体内に余分な水分を溜める一方で、体じゅうがむくみ、身体的負担が高まります。平穏な死へ向かうための決断、つまり「この治療は不要です」と、医者に言える勇気が必要です。ただ終末期には意識レベルが低下して、そんなことは言えなくなっているのが問題ですが、意識があって苦しいのならはっきり言うということです。

命は永遠ではありません。60を過ぎたら、医療の受け方を考えていくべきでしょう。

日本人の60歳時点での平均余命は男性で約21年、女性で約28年。これを長いと捉えますか？　私はあっという間の30年だと思います。医者の言うがままNG医療を受けて、1日でも長く生きるという選択をするよりも、自分らしく、QOL

の高い人生を送る方がよっぽど素晴らしいと思います。治療法だけでなく、「治療をするか、しないか」も自己決定したいものです。

世界最高レベルの医療が受けられて、平均寿命も世界一位の超高齢社会の日本。こんな国に生きる私たちにとって、医療のやめどき（諦めどき）の見極めは非常に難しいと思います。

私が思うに、医療というものが確実に治療に繋がる限り、受けてよいと思います。医療を全否定するつもりはありません。

しかしながら、我々は治療をすれば、自然に死ぬはずの命が1年2年と長らえるということを知っています。希望すればそれが可能なのです。死を自然なこととして捉える欧米諸国とは違います。言い換えれば、「死ねない」「死なせてもらえない」国ニッポン、なのです。

あなたはチューブで生きたいですか?
——医療の諦めどき

本人の望まない延命が選択されるケースもあります。

基本的には、本人の意識がない状態であれば、家族がある程度それを判断してもいいと思います。

ただ、高齢者を沢山診てきて思うのは、意外と多くの方が、ボロボロの状態であっても「生きていたい」と思うものなのです。不思議ですね。認知症になったら(色々なことがわからなくなるから)安らかに死を迎えられると言う人もいますが、そうでもない。認知症の人たちはむしろ子ども返りするせいか、死を恐れます。

摂食嚥下《えんげ》機能が低下すると、口から栄養がとれなくなります。そうなるとどうなるか。

他国は、人工的に栄養を摂取させて、命を長らえさせるようなこと（延命治療）はまずしません。

食べられない、歩けない高齢者がベッドに寝たきり。チューブからの栄養だけで生きている。こういう光景が多く見られるのは日本ぐらいです。

よく知られている人工栄養が「胃ろう」です。これを**「最悪の延命治療」と言う人もいますが、私は人工栄養の中では、胃ろうは優れている**と思います。胃に直接栄養が入りますから、消化機能も働き、胃腸も活動します。

今は胃ろうから入れる栄養剤も、かなりいいものになっていて、ありとあらゆる微量元素が入れられる。よい栄養が、口から入れる代わりに、胃からしっかり入るのです。点滴で栄養を入れる中心静脈栄養と比べても、自然な栄養法（延命治療）と言えると思います。

延命医療をやるなら、胃ろう以外はやらなくていいとさえ思います。

食事ができなくなっていた高齢者に胃ろうを始めると、本当に目に見えて元気になります。

寝たきりだった人が胃ろうを始めて元気になって、車椅子に座れるようになって、ニコニコして生活するようになった、という話は結構あります。やはり、人間は薬よりも「栄養」によって長生きするのです。

ただ**胃ろうが厄介なのは、それによって5年、10年と生き長らえる**ということです。それをどう受け止めるか。介護者の負担や、本人のQOLの視点など、クリアすべき点はいっぱいあると思います。まず、胃ろうを始める時には、胃に穴を開ける手術（胃ろう造設手術）が必要です。80や90になって、そこまでして体に栄養を入れて長生きをすべきか。

介護施設への入居や利用の可能性がある人の場合は、特に注意が必要です。胃ろうをしていても、入居が可能かどうか。デイサービスに通えるかどうか。

よく調べた方がいいと思います。胃ろうはOKだけれど、胃ろう以外の人工栄養をしている人はNGという施設は少なくありません。

先ほど、「薬」より「栄養」と言いましたが、もちろん「薬」を使った治療によって長生きできる病気もあります。肺炎を抗生剤で治療して、元気になる高齢者もいます。

しかし重症肺炎の高齢者に対して、抗生物質の点滴を入れるかどうか、というのは倫理的な問題です。点滴投与による体への負担（痰《たん》が多く出て呼吸困難になるなど）を考えて、治療を止めて、静かに逝くという選択をする人もいるかもしれません。

あるいは点滴の薬剤量を少しずつ減らしていくという考えもあります。

私が思うに、医療が確実に「治療」に繋がるのであれば、受けていいと思います。ただ、医療のやめどき、というのは、自分や家族としっかり考えていかなければなりません。これは緩和ケアの話にも繋がっていくものです。

尊厳死と安楽死を混同されている方も多いようですが、根本的に違うものです。

尊厳死の根本にある考え方は、**本人の尊厳を無視したいびつな形で生かすのはやめよう**、というものです。人間が人間としての尊厳を保持したまま死に向かうということです。ただし、多くの場合、この時点では本人の意識はなくなっているので、人間としての尊厳を決めるのは本人ではなく家族や医者である、という大きな問題があります。

安楽死と尊厳死は全然違う

一方、安楽死はその言葉通り、苦しみから「楽」になるために「死」を選ぶという考え方。でも日本人の安楽死の捉え方がちょっと間違っていて、「家族に迷惑をかけたくないから、安楽死をさせてほしい」というふうになる。

優先すべきは、本人の痛みなのです。

たとえばがんで疼痛が非常にあるとか、背中を押す腫瘍の痛みがひどいとか、何らかの理由で呼吸困難が激しいとか、そういう人が（安楽になりたいという理由で）麻薬を使ってくださいということがあります。麻薬を使っても痛みがなくならないので、「楽になりたい」という理由で「安楽死」を望む、というのは他に楽になる方法がないのであれば、決して悪いことではないと思います。

オランダのように安楽死が合法である国では、患者の痛みをとるために麻薬を使わないで「死」に向かわせることができます。患者が「痛いから耐えられない。殺してくれ」と言えば、医者は「はい、わかりました」と言って安楽な死を実施することができます。

しかしながら日本では、安楽死は認められていません。

ですので、日本においては、「安楽」な状態にするために、それを望む人には、麻薬系の薬剤を投与して痛みをとるようにします。ただそれによって死期が早まるかどうかは不明です。

それにしても、多くの方が「安楽死」と「尊厳死」の区別がついていないのは残念です。

少し話はそれますが（でも繋がっています）、厚生労働省は『人生会議』してみませんか」と、「人生会議」普及・啓発ポスター（当時はその文言や表現に非難もありましたが……）を作成し、「人生の最終段階にどのような医療やケアを受けたいか」を継続して考えることを勧めています。

アドバンス・ケア・プランニングを略してＡＣＰと言います。

これは本人を主体に、家族や親しい人、医療や介護の人たちを交えて、**繰り返し話し合いを行って、本人による意思決定を支援する取り組み**のことです。

ＡＣＰは、どう生きたいのかという本人の意思を支援するための基本です。

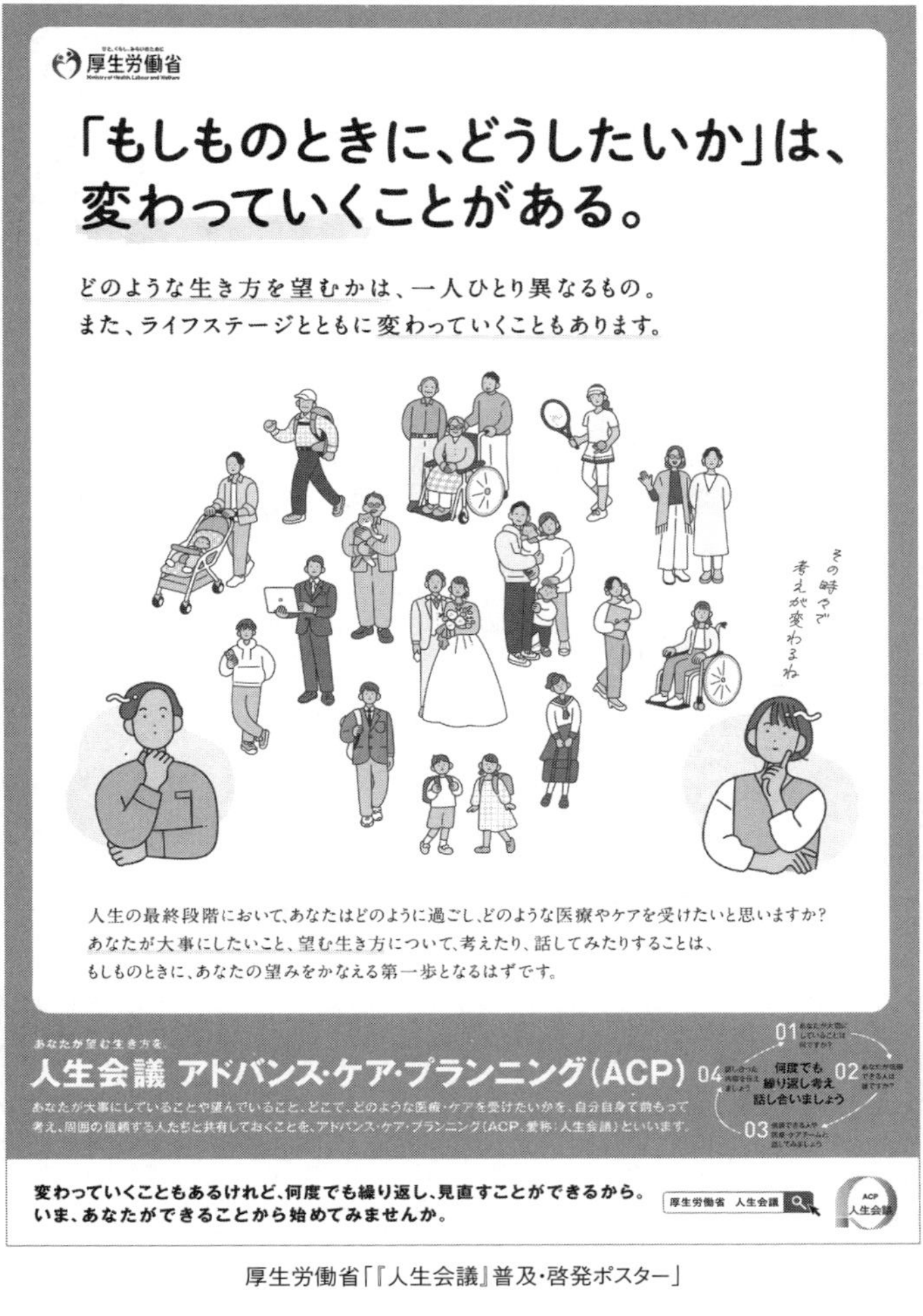
厚生労働省
「もしものときに、どうしたいか」は、
変わっていくことがある。
どのような生き方を望むかは、一人ひとり異なるもの。
また、ライフステージとともに変わっていくこともあります。
その時々で考えが変わるね
人生の最終段階において、あなたはどのように過ごし、どのような医療やケアを受けたいと思いますか？
あなたが大事にしたいこと、望む生き方について、考えたり、話してみたりすることは、
もしものときに、あなたの望みをかなえる第一歩となるはずです。
あなたが望む生き方を、
人生会議 アドバンス・ケア・プランニング（ACP）
あなたが大事にしていることや望んでいること、どこで、どのような医療・ケアを受けたいかを、自分自身で前もって考え、周囲の信頼する人たちと共有しておくことを、アドバンス・ケア・プランニング（ACP、愛称「人生会議」）といいます。
01 02 03 04
何度でも繰り返し考え話し合いましょう
変わっていくこともあるけれど、何度でも繰り返し、見直すことができるから。
いま、あなたができることから始めてみませんか。
厚生労働省　人生会議
ACP 人生会議

厚生労働省「『人生会議』普及・啓発ポスター」

そして、どう死ぬか。

これを書面で表したものが「リビング・ウイル（人生の最終段階における事前指示書）」です。

でも私が提案したいのは、死ぬ間際になって「尊厳死」などを考えるのではなく、もっと早い段階から、「どういう状況ならば自分は、医療によって生かされていたとしても尊厳が保たれるのか」「こういう延命措置は不要」ということをしっかり考えておくということです。

これを「リビング・ウイル」の書式で残すとよいと思います。

これがあると、自分の意に反した延命措置（たとえば生命維持装置が付けられるなど）をされることもありませんし、家族や周囲も判断に迷うことがありません。何より、**本人の意思を尊重することが最優先**ですから。

会員番号	
登録日	

リビング・ウイル -Living Will-
-人生の最終段階における事前指示書-

この指示書は私が最後まで尊厳を保って生きるために私の希望を表明したものです。
私自身が撤回しない限り有効です。

- 私に死が迫っている場合や、意識のない状態が長く続いた場合は、死期を引き延ばすためだけの医療措置は希望しません。
- ただし私の心や身体の苦痛を和らげるための緩和ケアは、医療用麻薬などの使用を含めて充分に行ってください。
- 以上の2点を私の代諾者や医療・ケアに関わる関係者は繰り返し話し合い、私の希望をかなえてください。

私の最期を支えてくださる方々に深く感謝し、その方々の行為一切の責任は私自身にあることを明記します。

必須記入項目

▼申込者　　記入日　西暦　　年　　月　　日

氏名(自筆)	フリガナ	生年月日　西暦　　年　　月　　日 男・女
住　所	〒	電話 携帯
メールアドレス		

▼署名立会人(私の意思でこのリビング・ウイルに署名したことを証明する人。適任者がいない場合は書かなくて良いです。)

名　前		私との関係
連絡先		

▼代諾者(私が意思表示できなくなった時に私の代わりに私の意思を伝える人。適任者がいない場合は書かなくて良いです。)

1. 名　前		私との関係
連絡先		
2. 名　前		私との関係
連絡先		

任意記入項目

▼かかりつけ医

医師名		医療機関名
連絡先		

▼ケアマネージャーなど

名　前		職種	所属
連絡先			

公益財団法人
日本尊厳死協会
JAPAN SOCIETY FOR DYING WITH DIGNITY

〒113-0033 東京都文京区本郷2-27-8 太陽館ビル501
公益財団法人 日本尊厳死協会 (TEL:03-3818-6563)

公益財団法人 日本尊厳死協会「リビング・ウイル(人生の最終段階における事前指示書)」

伝えたいのは尊厳生の尊さ

尊厳ある死を求めるように、痛みや苦しみから楽になりたいと安楽な死を求められるように、いつか日本においても安楽死が合法となる日が来た時に（来るのかはわかりませんが）、私が懸念しているのは、そうなった時に安楽死をしなくてもいい人や、する必要がない人までその選択をするようになってしまうということです。「死」や「生」に絡む問題です。

古い**常識にとらわれて最新の医療を取り入れないという今の医療業界の体質を見る**につけ、「いったん決まったことを覆すことが非常に困難」という印象を持っている私には、安楽死が合法になった後が心配ではあります。

安楽死の話をしましたが、実は私が皆さんに考えてほしいのは「尊厳生」です。尊厳を保った死よりも、「尊厳を保ったまま生きる」ということです。

私たちは生きています。

たとえば50代、60代で医師からこう言われます。

「血圧が高いから薬を飲みましょう。塩分も控えましょう。漬物に醤油？　そんなのダメダメ。煎餅食べすぎも危険です」

えー。煎餅大好き。毎食味噌汁飲んで、漬物とともにゴハンを食べるのが生き甲斐、という人にとって、この医師の指導は自分らしい生活を失う一言です。

そんな医師の言葉に、同意できないまま従うのではなく、「いいよ、別に早く死んでも。その代わり好きなように生きたい。食べたいものを食べて、飲みたい酒も飲みたい。そうさせてもらうよ」と、そうやって生きるのが、間接的な尊厳死かと私は考えます。

言い換えれば「尊厳生」です。

長生きするかどうか、というよりも、残りの人生が充実したものであるかどうか。

それが大切なのだと思います。

長生きできなくてもいいから、好きなように生きたい。

私の場合は、それが尊厳ある生です。

さて、安楽死についての話に少し戻ります。「認知症になったら死の恐怖を感じずに安らかに死ねる」などと言う人もいます。しかし、私は認知症の人を沢山診ていますが、**認知症の人だって死ぬのを怖がっている人はいっぱいいる**のです。

特にアルツハイマー型認知症の場合は、最後まで「さみしい」とか「怖い」といった感情は比較的長く残ります。豊かな感情の中で、死や大切な家族との別れを惜しんで逝きます。

「認知症になったから何もわからないだろうから、死も怖くないだろう」という考え方はちょっと間違っていると思います。

もうひとつ日本における安楽死の大きな誤解は、家族や周囲の人間に迷惑をかけるくらいなら安楽死を選ぶという考え方です。本人が楽になるためでなく、周囲が楽になるための安楽死は欧米では考えられません。

年間4兆円の無駄な薬剤費をやめる

いよいよ、2024年4月に「医師の働き方改革」という新制度が始まりました。ありとあらゆる企業の中で最もブラック企業、ブラック職場と言っていい、医師の置かれた労働環境が、新しくできた制度によってマシになるということが期待されます。

年間960時間、月に80時間以上の残業が、医師に許されなくなります。

これまでは、医師の労働状況は特殊で、残業規制がありませんでした。

ようやく普通の産業と同じレベルになる、というわけです。

ただ手放しで喜べないのは、明らかにこれによって、多くの病院が人手不足に陥るということ。当直をアルバイトで募集しても人員を確保できない可能性も高い。

人手不足の病院は外来を減らすとか、入院患者を減らすとか、病棟を畳むとか、色々な形で少しずつ縮小していくしかないのです。

たとえば救急医療を担う急性期病院は、緊急時の医療ですから当然医師の残業が多くなります。この制度のもとに、医師の働き方を改善していけば、この救急医療にも限界ができます。患者側の視点で考えると「救急時に搬送してもらえる救急病院がない！」となります。これは困ります。働き方改革はいいと思いますが、それによって医療崩壊のようなことが起こりうるということです。

これを防ぐには、医学部を増やして、医者を増やせばいい。

増えた人件費は、国民の健康保険料の負担額増加に繋がります。

ではどうすればよいか。

無駄な薬剤をやめることです。

日本は**世界で最も医療費の中の薬剤の比率が高くて、国の医療費31兆円あまりのうち、約8兆円**と言われています（日本臨床外科学会HPより）。

年間4兆円ぐらいは、無駄な薬剤費に回っていると考えられるのです。本当に残念な話です。

医者がAI医者に抜かされる日

コロナ感染が広がった時期にオンライン診療が広がりましたが、私は今後オンライン診療が増えていくといいと考えます。

オンライン診療の方が、実際にははるかに多くの質問項目をこなせます。

AIと組み合わせたデジタル問診になるとさらに有効です。患者さんに対する問診や表情の分析、家族の病歴の分析など。検査データを正確に分析するとか、画像の解析などは、人間がＡＩに勝てるわけがありませんから。

さらにサーモグラフィ画像を通して、顔色や温度を瞬時に計測できて、前回との比較や、関連する疾病の予測などもできます。

「いやいや、ちゃんと人間に問診してほしい」

と思う方もいらっしゃるかもしれません。

もちろん、名医であれば対面に越したことはありません。しっかりと問診もして、データ上の数値に振り回されない名医であれば。

しかし単なる検査データに頼るような医師よりは、ＡＩの方が優れていると私は思います。レントゲンや胃カメラなどの画像からの診断の正確性の高さも期待できますし、ヒューマンエラーもありません。普通の医者は、ＡＩ医者に勝てないのではとさえ思います。

運転の巧《うま》さで言えば、Ｆ１レーサーであれば人間の方が勝つかもしれませんが、それ以外の人であれば「自動運転」にした方がたぶん事故を起こさないのと、同じような意味合いです。

ただ最終的には、医師が判断を下します。

デジタル問診は、診断前の情報収集としての活用です。それにより、遠隔であってもいつでも場所を選ばず受けられ、しかも待ち時間も減らせます。地域格差の解消にも繋がるでしょう。

医療の現場にAIロボットが登場し、遠隔操作で手術が行われるようになれば、**どこでも名医の手術が受けられるようになり、もはやヤブ医者の出番など、どこにもなくなってしまう**でしょう。

進化するAIによって、医療のレベルは確実に上がると考えられます。

高齢者の中には、デジタルなものに苦手意識がある方も多いと思います。私もそうです。私はパソコンやスマホの設定も、自分ではできず人に頼んでしまいます。

そんな私でも、ＡＩ社会になっていけば、これまで「すみません」と人に頼んでいたことを、人工知能であるＡＩに頼み、代わりにやってもらえるわけです。その都度自分で覚える必要もなく、まるごとお願いができるわけです。

ＩＴとＡＩは違います。ＩＴは道具で、ＡＩは知能。

人工知能が身近になれば、困ったことはお願いできるし、頼りになる。文句も言いませんしね。

そうなった時に、**ＡＩに勝てる医師というのは人間的な温かさや信頼性がある人**のような気がしてなりません。

第4章 高齢者を幸せにする医療と暮らし

病院と診療所の違い、何か知っていますか？

２０１４年の医療法の改正で、初めて我々国民が主語となる一文が追加されました。

それは、医療法第二章「医療に関する選択の支援等」第六条の二の３です。

「国民は、良質かつ適切な医療の効率的な提供に資するよう、医療提供施設相互間の機能の分担及び業務の連携の重要性についての理解を深め、医療提供施設の機能に応じ、医療に関する選択を適切に行い、医療を適切に受けるよう努めなければならない」

こうあります。

これは簡単に言えば、分化されている医療機関を国民が理解して、必要な医療を「適切に」選んでください。自分で考えて、**自分で理解して、自分で選択して**

くださいということです。

医療機関といってもさまざまです。クリニックや診療所、大学病院などなど。病床が20床以上であれば「病院」で、19床以下は「診療所」と医療法で定義されています。

その違いもわからずに、なんとなく「病院」と呼んでいる人も多いと思います。国民一人ひとりが、それぞれの特徴を理解した上で適切な医療機関を選ぶことは、間接的にどこかの誰かが緊急時に、救急外来で必要な医療を受けられるということに繋がります。

上手に医療機関にかかるには、やはり「かかりつけ医」を持つことです。身近な診療所に、いつでも相談できる医師を持つ。これがおススメです。さらにその医師が往診も行っていれば安心です。

このように、できるだけ身近な医療機関を利用して、急を要する場合をのぞき、大病院の外来には行かないことです。

救急搬送先である「急性期病院」、その後のリハビリテーションを行うのが「回復期病院」、継続的な療養を提供するのが「慢性期病院」です。病院は機能別に分類されています。大病院であればあるほど、検査も多く、緊急性が高いものが多くなります。そういう病院で、**日頃の生活相談などをしてもなかなか話をゆっくり聞いてもらえないのが常ですし**、待ち時間も多く、疲れてしまいます。上手に医療機関を見極めて利用することは、実は最初の入り口としてとても大切なことなのです。

一般的な医療を提供するのが「一般病院」で、そこから紹介された患者を診るのが「特定機能病院」（大学病院など）や「地域医療支援病院」です。この区別は紹介状の有無も関係してくるので注意が必要です。

医療機関の選び方のひとつとして、「医療情報ネット」というのがあります。

住まいの都道府県名などを「医療情報ネット」に入力して検索ができます。

余談ですが、２０００年に介護保険制度が誕生するまでは、自治体は「措置」として、自宅で世話を続けられない要介護者を施設に入所させたり病院に入院させたりしていました。自分たちで選べず、行政が強制的に行っていたのです。それが、介護保険制度の開始後はすべて「契約」という形になりました。さらにこれまであった、いわゆる従来型の老人病院も２０２４年3月31日で廃止となりました。

その後に新たに創設されたのが、介護医療院です。これは医療提供施設の側面も持ちながら、生活施設としての役割を果たす施設で、「住まいと生活を医療が支える新たなモデル」とされています。

このように、高齢者を包む社会は「医療や介護も」時代に合わせて変化しています。

情報に遅れず、取り残されないよう、正しく利用して恩恵を受けたいものです。今は医療だけでなく、介護も正しく選んで利用する時代です。大事なのは、「自分で決めて」納得の医療や介護を受けるということなのです。あなたの人生、あなたの老後なのです。しっかり考えましょう。

明るくなれる病院の選び方
——待合室で、病院の雰囲気を知ろう

では、どうすればよい医療を受けられるのか。
まず、クリアしたいのが、自分に合ったよい医療機関の選び方です。
簡単にできる方法として、私が勧めるのが、「待合室の人々の観察」です。
待合室の雰囲気は、病院によってさまざまです。
脆弱《ぜいじゃく》化した人ばかりで、無言で、暗く、イライラしているような人がいたり、

生気がない人が多かったり……。そういうところもあるかと思います。私から言わせてもらえれば、

「そんなところで診てもらったら、あなたも、（あの人たちのように）ヨボヨボするよ」。

患者の姿は、病院の雰囲気の表れだと言っていいと思います。多くの場合は、薬の使いすぎが原因だからです。

とはいえ、病院の特徴として、おのずと重症の人が集まるような病院であれば話は別です。

しかしながら、患者の様子とか待合室の雰囲気からは「その病院らしさ」が感じ取れるというものです。病院（医者）の特徴とか、**どういう人を惹《ひ》きつけているのか、どんな人がどういう思いで通っているのか**などです。

たとえば、旅行のパンフレットを広げて夫婦で話をしていたり、本を読みなが

ら穏やかな様子であったり、笑顔が見られたり。そんな待合室の雰囲気からは、私には前向きさが伝わってきて、「結構その病院はプロミッシング（前途有望）だなぁ」と思います。医師のパーソナリティが患者を元気にしていると考えられるからです。

意外と病院の待合室は「病院や医師の良し悪しのチェックポイント」なのです。あと、患者からの意見（投書）箱などを設置して、患者の意見をすくい上げようとしているところはいいと思います。それだけでなく、その投書内容を、悪いものも含めて貼りだしていたら、非常によいと思います。それは「悪しきところを改善させてよくしよう」という思いがあるから行っていることと思います。

そういう投書内容を読むのも、その病院のリアルな姿がわかってよいと思います。

薬を飲むならば自己決定で

薬を飲むか、飲まないか。

それは、自分で決めましょう。

「先生にお任せします」ではダメです。

私は、患者さんに強制はしません。

私は、**医者ができることは、情報と選択肢の提供まで**だと思っています。

薬の副作用で交通事故を起こしてしまったり、免疫機能の低下でがんになってしまったりすることがあります。その薬を処方した医者が、もしもその薬を患者に「強制して」飲ませていた場合、私は医師が責任を取るべきだと思います。

血圧や血糖値を下げたら長生きできる、などと言い、自分の考えを患者さんに押しつけていて、その根拠を調べようともしなければ、疑問視すらしない。そんな医師の言うがままに、薬を飲み続けるのは危険です。

前述しましたが、アコード試験の話です。1万人規模の大規模な調査だったのですが、最初は、血糖値を正常値まで下げた方が長生きするだろうとよんでいました。ところが実際にやってみると、血糖値を正常値まで下げた方が死亡率がずっと高かったのです。この試験は3年半で切り上げられました。

何が言いたいのかというと、「科学は最初に予想した結果と違う答えが出ることがある。それをアップデートしてこそ、最新の医療が提供できる」ということ。試してみなければわからないのに、試そうともせず、さらには疑問視もせずに机上の学びのまま、薬を処方し続ける医師の言葉だけを信じるのではなく、「自分の考えで」決めてください、という提案です。

医者の**信者になるな、医者の話はあくまでも参考意見であって、それを信じ込むのは危険**です。私は医者より統計数字を信じます。

「いやいや、私にとって医者の存在は絶対的。全幅の信頼をおいている」

というのであれば、それでいいのです。その人が一蓮托生だと思えば、それもひとつの選択肢。

そういう選択をしたということに対して、介入するつもりはまったくありません。ただ医者に言われるがまま飲んでいる薬の副作用によって、どこかの誰かの命を奪ってしまうような交通事故を起こしてしまったら、もうそこであなた自身の問題だけではなくなってしまう、ということはしっかり頭に入れていただきたい。

医者にかかり、薬の処方を受け日々服用するということは、そういう可能性もあり、責任も伴う大きなものだということだけは、必ず必ず知っておいてくださ い。冒頭でお話しした、東池袋の交通事故のケースを少し頭に留めていただければと思います。

人によっては、飲まなければならない薬というのもあるでしょう。

薬の副作用を理解し、日常生活の活動レベルを落とさないよう最小限にとどめるという意識で、納得した上で飲みましょう。

また、「薬を勝手にやめていいいか」ということへの疑問が多く寄せられるのですが、確かに皆さん不安に感じると思います。たとえばI型の糖尿病のように、インシュリンがまったく出なくなるような疾患の人が急に服薬をやめてしまうと、血糖値が800とか、ものすごい勢いで上がってしまって最悪の場合は失明をするといった弊害があります。このように「絶対に薬をやめてはいけない」という疾患もないわけではありません。それを前提に話します。

普通の高血圧や高脂血症だったり、II型の糖尿病だったり、いわゆる生活習慣による疾患の薬、その手の薬は急にやめたからといって、急に何かが起きるかというと、そうでもありません。つまり、自分の体調と自分の判断で、勝手に薬をやめたとしてもそれほど大きな問題はありません。

「自分健康数値」を探そう
――正常な数値は、みんな違う

私は**心不全という疾患を持っていてその治療薬として飲んでいる薬に利尿作用があるため**、トイレが近くなってしまいます。それが不便なので、しばらく薬を飲むのを止めていたことがあります。そうしたら、やはり息が苦しくなってしまったので、「やっぱり飲まないとマズイのかな」と思って、最低限の量を飲んでいます。

こういうことです。体の状態を見て、また悪くなったら飲めばいい。(副作用が不安だったり、飲んでも変わらなかったりして) 飲みたくなかったら、飲まなくていい。それだけのことです。やめて調子が悪くなったらまた飲んだらいいだけのことなのに、わざわざ医者に相談する必要があるのか、ということです。私はたぶん必要ないと思っています。アメリカのように医療費が高い国だったら、「薬やめていいか（復活していいか）」と、それだけのために、医療機関にかかる人は少ないと言うか、いないと思います。みんな自己判断で行うと思います。

私も長く医者をやっていますが、薬を沢山処方されているのに、実際には全然飲んでいない人を多く見ています。意外にもそういう人たちは元気です。

結局、薬を飲むのも自由、やめるのも自由。自己決定と自己責任で生きていけばよいのです。

とにもかくにも、**健康診断や人間ドックで使われる「基準値」をすべての人に当てはめて、さらにそれこそが正解というように患者側に求める**こと自体が、異常だと私は考えています。

年をとればみんな、標準とされる数値からずれていきます。まったく自然なことなのです。

それをあたかも「この数値以内に入らなければならない」と決めつけるのはちゃんちゃらおかしい話です。その値の人が長生きするという、日本人を対象とした大規模調査の結果などないのですから。

しかも、高齢者に「完璧な健康体」を求めることにも無理があるというものです。

先日テレビをつけていたら、ある医者が視聴者からの質問に答える場面をたまたま観ました。視聴者の質問は、「12時間眠っているのですが、大丈夫でしょうか」といったものでした。医者が何と答えたと思いますか？

「それは眠りの質が悪いかもしれませんね」

だったのです。唖然としてしまいました。

しかも「眠りの質がよくないと、認知症になります」とまで言って、視聴者を脅すわけです。

こういう医者がテレビで不正確な発言をするから、視聴者は惑うのです。『かくあるべき思考』の知識の偏った医者たちの言葉が、間接的に我々国民の「薬づけ医療」に繋がっているのだと改めて思いました。

私はこのやり取りを観ていて思いました。

眠れているんだから、いいじゃないか、と。

12時間眠りたかったら眠ればいいし、疲れていたら体を休めればいい。

自分の体なのだから、一番本人がわかっているはず。

眠りの質を、そんな基準で軽く決めつけるべきではないと思います。

私は糖尿病で自己判断で薬を多少飲んでいますが、その影響からか、一晩で6回くらいトイレに起きます。でもだからといって、眠りの質が悪いとは思っていません。

しっかり寝たはずなのに、疲れがとれず、だるさがあったり「眠れた」という感じがしなかったりするのを「熟眠障害」と言いますが、その「熟眠障害」の判断基準として精神科の医者が診ていることのひとつに、「睡眠途中で、尿意を感じて起きたとしてもその後もう一度眠れるか」があります。

その後、眠れていたら大丈夫なのですよ。

眠れなくて死んだ人はいません

一方、**うつ病による不眠症であれば、目が覚めた後にもう一度眠ることができない人が多い**のです。

なかなか寝付けないと悩む高齢の患者さんには、「眠りたくなったら眠ればいいし、眠れないことを気にすると余計に眠れなくなります」と話しています。

「どうしても」という患者さんには薬を出すこともありますが、不眠の患者さんにはなるべく「気にしないように」と伝え、「眠れなくて亡くなった人はいません」と言っています。

細かいことを気にしすぎたり、数値に振り回されたりする人が多すぎます。

そんな小さなことを気にするより、今、この瞬間が幸せな方がいいと思いませんか？

いずれ皆死ぬんだから。どうせ遅かれ早かれ死ぬとわかっていて、どうして遠い先のことを考えたり、考えなくてもいいことに頭を悩まされたり、他人が決めた（言った）数値に振り回されて色々なことを我慢するのでしょうか。

繰り返しになりますが、血糖値を下げることや血圧を下げることで本当に「延命」になるのかというのは、大規模調査がないので実際のところ、わかっていません。

それが確かではないのに、ストレスを溜めながら食事などの節制をして、薬を飲んで、我慢をして、その結果がんになって死んでいく。……なんとも気の毒な話です。ストレスは**体の免疫機能を低下させるので、過度なストレスががんを引き起こす**ということは否定できません。

日本人の死因のトップは、がんです。

がんで死ぬ人は、心筋梗塞で死ぬ人の12倍もいますし、がんで死ぬ人が、出血性脳卒中（くも膜下出血や脳内出血）で死ぬ人よりも約9倍もいるのです。それなのに、出血性脳卒中を恐れて、それを防ぐためにと血圧を下げる薬を飲ませることしか考えないとか、心筋梗塞で死なないためにと、コレステロール値や体重を下げさせようとする。

もうバカげているとしか、言いようがありません。

死因が何であれ、脳卒中や心筋梗塞の発症リスクを抑えるためにと使用した、血糖値や血圧を下げる薬が諸々のストレスになっているのであれば、やめた方ががんで死ぬ確率は下がるかもしれないということです。あとは、程度の問題です。

たとえば80歳を過ぎたから血圧はもう150でもいいと割り切るとか、そういうことです。

私のケースで言えば、心不全になったので血圧を170まで下げるようにコントロールはしていますが、それまでの5年間は220で放置していました。でも血圧が220と高くても、薬を飲まないままで、まったく問題なく生きている90歳近い高齢者だっています。

結局は、その人次第なのです。

自分なりの健康でいられる数値というのが、本当はあるはずなのです。

血圧は、あるいは血糖値はこのぐらいだったら大丈夫、という数値が。

それを自分で見つけて、その数値を自身でキープしていくというのが理想だと思います。

それこそが、**医者に頼らず自分で自分の健康をコントロールする秘訣でもあり**

ますね。

ぜひ探してみましょう。

あなたの「自分健康数値」を。

そのためには、まず自分の体の調子を自分で感じ取れる「勘」とでも言いましょうか。

そういうセンスを磨き、体の声を聞く習慣をつけるといいと思います。

人に迷惑をかけないなら、65歳を過ぎたら喫煙も可です

人間の体は個体差があり、体質もそうですが、疾病傾向もほぼ遺伝と言ってしまえば、それまでなのですが、人によってかなり違います。

Aさんには毒となるものでも、Bさんには意外と大丈夫であったりします。

前述の「自分健康数値」を把握する、というのにも繋がる話ではありますが、

「自分にとって何がよくて、何が悪いのか」

これを知っておくことが、とても大切になってきます。

たとえば、喫煙の健康に対する害について。

タバコががんの元凶だと敵対視されていますが、人が考えているほど喫煙ですぐに死ぬ、とは私は思っていません。確かに、タバコと死亡率の関係についての調査結果によれば、吸う人の死亡率は吸わない人と比べて男性は1・6倍、女性は1・9倍です。捉え方にもよりますが、「タバコは命を縮める典型的なもの」ではあります。

しかしながら、タバコを吸っていてもお元気で、がんとは縁遠そうに見られる高齢者も多くいます。おそらくですが、65歳を過ぎてもお元気な喫煙者の方々は、タバコに強い遺伝子を持っているのだと私は考えています。

というのも、以前社会福祉法人浴風会の高齢者施設で10年間の追跡調査をした結果においては、喫煙群と非喫煙群の生存曲線には差がありませんでした。

何が言いたいかと言いますと、**タバコを吸っている方が心が落ち着き、幸福感を得られるという人であれば人に迷惑をかけない程度にタバコを吸っていい**と思います。すでにもう65歳を過ぎた方であれば。

ここでポイントになってくるのは、「人に迷惑をかけない程度に」という点です。

受動喫煙にかなり神経質な社会になってきましたから、自分の喫煙で他人に迷惑をかけないようにするということにはかなり気をつけた方がいいと思います。

とはいえ私が不思議だなぁと思うのは、社会は「受動喫煙」はかなりシビアに指摘する一方で、今あらゆるところで起きている工事には鈍感ですよね。工事で道路が渋滞していても、それによる大気汚染についても誰も文句を言わない。

しかし、ちょっと興味深いデータがあります。

喫煙率は過去の半分から3分の1ぐらいに下がっているのです。

成人男性で27・1%、女性は7・6%、男女計16・7%（2019年）と非常に低くなっている。喫煙率が下がり続けているのに、肺がんが増え続けているというのが今問題になっています。

これはどういうことなのかを考えてみましょう。

大気汚染の害?
――肺の奥のがんが増えている

肺がんは増えているのに、扁平上皮がんは減っています（扁平上皮がんは、喫煙率が下がってから15年ぐらいのタイムラグで実際に減っているのです）。

肺がんの種類は、扁平上皮がん、腺がん、小細胞がん、大細胞がんの4つに大別されるのですが、このうち扁平上皮がんと小細胞がんは、気管支で発生します。

粒子の大きいものに発がん性がある場合は、気管支で留まるので、タバコとの関連が高いがんがこのタイプのがんです。肺がんの多くが、この扁平上皮がんと言われています。

しかし**今は、腺がんや、大細胞がんが増え続けている**のです。これは肺の奥で発生するもので、タバコよりももっと粒子が細かいものに発がん性がある場合が原因です。

これ、何だと思いますか。

おそらくは、大気汚染です。

いわゆる道路工事とかで交通渋滞を起こせば起こすほど、汚染された大気が充満し、発がん性物質がどこかの誰かの体内に取り込まれているわけです。しかも知らぬ間に。

私はこの方がよほど恐ろしいと思います。

ベランダでタバコを吸っている喫煙者の煙に目くじらを立てるぐらいだったら、車の排気ガスや、工場から出る煙、プラスティック汚染などに敏感になる方がよほど現実的な気がします。

自分の生活の中で**明らかに体に悪いもの、悪い事象にもっと敏感になって、それを自ら避けたり、拒否したりする勇気や力、知識が必要**だと思います。

本当は医療関係者が洗いざらい、何が体にいいのか、悪いのか、あるいはどんな生活をしている人が長生きをしているのか、ちゃんと調査をして、その結果に基づいた話をして、それらを元に人々が自己決定すべきなのですが、残念ながらそういうデータが日本国内に、あまりに乏しい。だから、「何をどう信じていいのやら」という思いになるのはわかります。そして、研究機関である大学医学部は何のためにあるのかとも思います。

しかし、だからといって、「医者の言うことを信じています」では、あまりにも短絡的。

そこで私が伝えたいのは、皆さんに「どう生きたいのか」を考えてほしいということ。

言い換えれば、どう死にたいか（何歳ぐらいまで生きたいのか。すごく長生きしたいのか否か、でもいい）。

そこから、日々の暮らし方を考えていくというのが一番、その人らしい人生になるのではないかな、と私は思います。

年をとってからできた子どもがいるので、絶対に80までは長生きをして、できれば病気もせずに75までは現役で働きたいとか、我慢してまで長生きしたくないとか、色々人生設計があると思います。

日々食べるもので体は作られ、日々の運動で筋肉が貯えられ、人との出会いを通して心に栄養がついていきます。自分が求める「体と心によいもの」を選んで、自分らしい人生を生きましょう。

老いに負けない体と頭と心の作り方

やはり誰もが、老いてもずっと元気で、行きたいところに行き、会いたい人に会い、食べたいものを食べ、飲みたいお酒があれば飲み、楽しくいつも笑顔で、やりたいことに忠実に、生きていたい、と思うもの。

そのためには、心と体が健康でなければなりません。

ここでは「老いに負けない体の作り方」を簡単に説明しましょう。

簡単です。

第一に、体に筋肉。そして頭には柔軟な発想、そして心には自由な精神を。

この3つを身につけましょう。

筋肉はとにかく大事です。

「年をとったらメタボ対策より、フレイル対策を」

と東京都医師会ですら、今はこう発信しているぐらいですから。

多少太ってもいいから、**フレイル、つまり加齢によって体力や気力が弱まる状態にならないように気をつけてください**ということです。

バランスのとれた食事をして栄養をしっかりとって、しっかり歩いて筋肉をつけて、「転ばない体づくり」に励みなさい、ということです。

医師の鎌田實さんも「貯金より、貯筋」と言っています。

いつまで生きるかわからないから……と、お金をためるよりも、いつ転ぶかわからないからと筋肉をつける方が、よほど残りの人生は豊かに過ごせるというものです。

フレイルというものは、早く気づいて対策を打てば、心身の機能を改善することができると思っています。

さぁ、今すぐ立ち上がってスクワットを！

太ももの筋肉を鍛えるだけでも違います。

私も日々、ウォーキングとスクワットだけは欠かしていません。スクワットは毎朝10回から20回やっています。ちゃんと時間を決めて習慣づけると、それほど苦になりません。おかげで太ももに筋肉がついてきました。

鎌田先生も、糖尿病の人にはスクワットを勧められていて、80歳の人にも外来でスクワットや幅広歩行を実際に指導なさっているようです。

小銭を数えるよりも、小さな筋トレ。大金を稼ぐことより、しっかり食べて、体力をつける。

これが老後の幸せに繋がります！

「貯筋」だけでなく、最近は「骨活《ほねかつ》」という言葉も広まりました。

特に女性は骨粗しょう症の予防のためにも、日頃から骨密度を高める生活習慣

が大切になります。骨は重力を与えることで、強くなります。つま先立ちの状態からかかとを落とす。これだけの動き（「かかと落とし」）だけでも、骨にはいい刺激になるようです。

「貯筋」を心がけつつ、「骨活」もする。これこそが高齢者のフレイル対策になります。そして、肉を積極的に食べましょう。牛肉には良質なたんぱく質が豊富に含まれています。

身近な元気なお年寄りはみんなお肉を食べている――。そう思いませんか？特に70歳を過ぎたら、牛肉を食べるよう心がけてください。実は70歳以上の日本人の5人に1人が、たんぱく質不足だと言われています。

フレイル予防には、1日あたり体重1キログラム×1・2gほどのたんぱく質の摂取が理想とされています。50キログラムの人であれば、60gです。

卵も、積極的に食べたいところです。少し前まで卵はコレステロールの敵とされていました。「1日に1つまで」「摂りすぎNG」と言われてきましたが、いまや、問題視されていません。厚生労働省は2024年の4月に改訂した「日本人の食事摂取基準（2020年版）」の中で、これまで成人男性750mg、女性600mgまでとしていた食事からのコレステロール摂取基準を撤廃しました。

つまりこれは、「食事で摂るコレステロールは制限する必要がない」ということ。

これからは、「コレステロール値が上がるから控えよう」ではなく、「たんぱく質不足を卵で補おう」というイメージでとっていいと思います。私は簡単にゆで卵にして、気軽に食べるようにしています。

延ばせ！　医療に頼らない幸福寿命

これまで私はこの本の中で、医師の不勉強による多剤併用や、「正常値」への過剰なコントロールにこだわることについて異を唱えてきました。

病院に行けば疾患や不具合が発見され、検査をすれば異常値が少なからず出てきます。

年をとればとるほど、そうなります。

だからもう、**高齢者は、過剰に病院に行こうとせずに、血圧や血糖値やコレステロール値なども無理に薬などで下げなくてもいい**のです。しつこいようですが、多少の高血糖、高血圧、高脂血症でも問題ありません。特にアジア人は糖尿病でも長生きです。

数値に惑わされたり、一喜一憂したりしないこと。数値に振り回されないことです。

そろそろ、医療から離れるという選択肢を持ちませんか？

病院に頼るのは、やめませんか？

本当に体に違和感を覚えた時は自分でわかるはずです。いつも体の声に敏感に生きていれば絶対わかります。そうなってから病院に行くというのでも、私はまったく問題ないと思っています。

「えー。高齢になったからこそ、病院に行かないといけないと思っている」と思う方の多くは、おそらく「脳梗塞とか心筋梗塞が怖いから」と思っていらっしゃるかと思います。

しかし、病院に行って薬を飲んでいるから血管系の疾患にならないという保証はまったくありません。むしろ「薬を飲んでいるからダイジョーブ」と思っている方が大丈夫ではありません。

日々の生活の中での心がけひとつで、人生は変わっていきます。「健康寿命」の延伸はもちろんですが、**最後まで自分の足で歩き美味しく食事ができて笑顔で暮らせるような「幸福寿命」を延ばす生活習慣**や、心の持ち方で、老い方を美しく整えていきませんか?

美しい老い方、それは、まさしく自分の心と体に正直に生きることです。自然な老いこそが、人生を整えていきます。

たとえば、私がスクワットしている話は前にも書きましたが、一時660もあった血糖値が、ウォーキングとスクワットで300まで下がりました。継続は力なり、です。

そして今、私は日々美味しいワインを飲み、食事を楽しみ、仕事も充実しています。

自分で医療の「賢い選択」をしていることが、私を健康に導いてくれていると思っています。

人生は70歳からです。いや、もしかしたら80歳からかもしれません。

幸福度のピークは80を過ぎてからという調査結果もあります。というのも、いくつになっても「知識欲」や「好奇心」を失わずに人と出会い、情報を増やし、常に満足のいくような道を選ぶ人生を送っていると、いくつになっても「幸福感」を味わえます。重ねれば重ねるほどその幸福度は上がっていくという定説の真偽はともかくとして、現状の生活に満足しやすくなるからとされているのです。

その「幸福寿命」を延ばす秘訣は、結局は主観的な幸福を感じられる自分の力なのです。色々な情報を自分の中で取捨選択しながら、自分の人生で必要なものをどんどん吸収していくこと。これは本当に大切なことだと思います。

その先に見えてくるのは、溢《あふ》れるほどの幸せです。

その途中でボケてもいい。ボケてもなお、多幸感を味わえます。

そうやって、人生を終えられたら最高ですね。

自分の終わりを考えて、「ボケ力」を有効活用

『ぼけの壁』という本を２０２３年に出しましたが、私はこの本を通して、認知

症はまったく恐れるような病ではなく、ごく自然な脳の老化であって、恐ろしいのは老人性うつだと書きました。

認知症は、一部のタイプの認知症（前頭側頭型認知症など）をのぞき、**症状は穏やかで、社会的な問題行動もなく、基本的には多幸感を覚える**ものです。

当人にとっては、落ち着かなかったり、不安になったりすることもありますが、進行はゆるやかで、やがて理解できる言語数が減り、最後は寝たきりとなり死に至ります。

これが認知症の7割ほどを占める「アルツハイマー型認知症」の特徴です。

できることが少しずつ減っていく疾患ですから、徘徊したり、暴力的になったりというのはほとんどありません。

むしろわからなくなっていく中で笑顔が増えたり、余計な心配事に悩まされることもなくなって、穏やかになったりして、人あたりがよくなるという人も多くいます。

新しいことができなくなっても、昔のことはしっかりと覚えていて、趣味の編み物なんかも手続き記憶でサクサクとできたりする。できなくなることばかりではないのです。

辛いことを忘れる力が自然と身につくから、むしろ生きやすくなる。そう考えると、認知症になるということをそう否定的に捉える必要はありません。「ボケ力」を上手に活用して、できないことは周囲に甘えて、できることだけ探していく努力をしつつ、老いや死を受け入れていく方が、自然です。

2024年は認知症基本法（正式名称は「共生社会の実現を推進するための認知症基本法」）が1月1日に施行され、認知症の人が希望を持って暮らせる社会づくりがスタートした年です。認知症の人が社会から取り残されることなく、国民一人ひとりが互いに支え合いながら「認知症になったら終わりではなく、認知症になってから「どう生きるか」を考えていく社会になります。

もしも自分が認知症になるのが怖い、と思っている方がいらっしゃるのであれば、**周囲の認知症の人に対して、怒らず、叱らず、否定せず、常に笑顔で接し、相手が安心するように接する**ことです。プライドを傷つけてはいけません。尊厳を守りましょう。そうすることで、いずれ自分が認知症になっても、そのように接してもらえるはずです。

それが、「認知症とともに生きる」共生社会の始まりです。

晩年に認知症より不幸なのは「老人性うつ」です。

忘れていく自分がわからなくなっていく認知症と違って、わからない・できない自分を認識できるうつ病は恐ろしいものです。うつ病は「風邪をひくぐらい」簡単になりやすいものですが、「心のがん」と言われるほど死に至る病でもあるのです。老人性うつは、自殺を招きやすいからです。とりわけ真面目で責任感が強い人は要注意です。

年をとり、「これでは家族に迷惑をかけてしまう」とか、「役に立たない自分には生きる意味がない」と自分を無価値だと思い込み、自殺願望を抱いてしまう。自己肯定感や自己評価の低い人もそうなりがちです。しかし、考えてほしい。

いずれ皆死ぬんです。遅かれ早かれ、死んでいくんです。

どうせ見えている死ならば、**自分を責めたり殺《あや》めたりせず、「ボケましたから」と笑って過ごす**方が、よほど明るい。周囲も自分も笑顔でいられます。

「これをやっていると楽しい」というものに素直に取り組み、好きなことに正直であり続け、あまり深く考えすぎず、「なるようになるさー」精神で生きていく。これが最高だと私は思います。

進化する高齢者の健康観

最後に私が尊敬する、柴田博先生について話をして終わろうと思います。「老年学の父」とも称される柴田先生は1937年生まれ。御年87歳にしてバリバリの現役で元気なドクターです。

東京都養育院附属病院（現・東京都健康長寿医療センター）、東京都老人総合研究所、桜美林大学大学院老年学教授（現・名誉教授）を経て、特別養護老人ホームの最高顧問や日本応用老年学会理事長などを務めています。

23年も人生の先輩ですが、柴田先生と話をしているといつも「あぁ、こういう年のとり方をしたいなぁ。こういう生き方いいなぁ」と思います。

とにかく視点がぶれていない。自分に正直に生きている。これまで『長寿の嘘』『肉を食べる人は長生きする』『中高年こそ肉を摂れ!!』などといった著書やメディアへの発信を通して「粗食こそが長寿の秘訣」という従来の考えに異議を唱えてきました。

先生がすごいと思うところは、百寿の人々と会って得たヒントをもとに、15年間高齢者の追跡調査（小金井研究）を行い、**実際に「コレステロール値が高い方が高齢者は元気」であるという事実を突き止めた**点です。老年学の権威が、現場での実績にとどまらず、研究データを仕上げ、それを著書で発信されています。信念を持って、自分の考えを発信していくそのエネルギーと、生きる力。好奇心と情熱に溢れ、いくつになってもやりたいことがいっぱいある。そんな生き方は素晴らしいと思います。

養老孟司先生も同様です。好奇心はまったく衰えておらず、大好きな昆虫採集のため、海外にまで行かれています。こういう先生方を見習って生きていきたいですね。

薬ばかり出す医者の話ばかり聞いていないで、「年齢を感じさせず元気で、アクティブで、楽しそうに生きている、自由で大らかな人」を目指していってほしいのです。

最近は「卒寿でもお元気な高齢者」が雑誌などでもよく取り上げられるようになって、高齢者の長寿への意識や健康観も進化しているように思います。もはや80歳の壁と言うより、100歳の壁という時代が来るかもしれません。

そして人生の分岐点は70代から。70歳でやめていいことや、しておくことを見極め（『70歳の正解』を知って）、80歳の壁を乗り越え、90歳でもなおやりたいことを続けられるよう、最高の老後30年を送りましょう。

年をとるほどにかっこよく見せよう

70代から、いやいや60歳を過ぎたらぜひ以下の3カ条を心がけてハッピーな老後を目指しましょう。

①かっこいいお年寄りを目指しましょう

◎知性を磨く（↓お金がなくても知性を磨けばかっこいい！）

◎外見を磨く（↓60代からは見た目の壁を意識しましょう！）

◎年をとってからこそ、高い服を着る（↓これをすると老けこみません！）

◎お金は楽しむために使う（↓旅行にワインに洋服に……好きなものにお金を使いましょう）

◎お金に対する考え方を変える（↓持っていることより、使うことに価値があるということに気づきましょう）

②品格のあるお年寄りを目指しましょう——品よく賢く面白く！

◎思いやりのない言葉は発しない（↓温かみのある人には風格があります）

◎人と違うことを言う（↓「会っていて楽しい人」と思ってもらえるお年寄

りを目指しましょう）

◎独自の考えを持つ（↓自分の頭で考えた言葉を発すれば、若い人にも魅力的に映ります）

◎覚悟を持つ（↓柔軟性のある生き方は、前頭葉も刺激され、ボケにくいです！）

◎他人と**比較せず今の自分が幸せであると認識する**（↓人間は年をとれば、幸せを感じられます！）

③ゆるく生きましょう

◎かくあるべし思考を捨てる（↓これはうつ病対策になります！）

◎自分にも他人にも甘くする（↓どんな人にも欠点はあります。許しましょう）

◎手抜きをする（↓高田純次さんを見習いましょう）
◎人目を気にしない（↓人間関係が楽になります）
◎「正常値」至上主義の思考を捨てる（↓**検査データを気にしない方が長生きします！**）

終章　よい医者の見極め方・付き合い方　九カ条

第一カ条：医者の言いなりになってはいけない

大学病院にいる教授はものすごく優秀で非常に素晴らしい先生、と畏《おそ》れる必要もなければ、コメツキバッタのようにこびへつらう必要もありません。中には**素晴らしい先生もいるのかもしれませんが、優秀ではない先生も多くいる**と思います。上に異を唱えたり、嫌われたりした医師は、地方の病院に飛ばされます。政治の世界です。

群馬大学病院で、腹腔鏡手術8人死亡事故というのがありました。ある医師によって、肝臓の手術を受けた8人が手術後4カ月以内に死亡したのです。

件の執刀医は、別の腹腔鏡手術と開腹手術でも10人の患者を死なせていました。計18人もの患者の命を奪いました。

大学病院で、起きたのです。

おそらく多くの方が、「大学病院だから安心」と思って、この病院の受診を決められたと思います。本当にご遺族の方々の無念さは計り知れません。

命を守るべき医者に、命を奪われてしまったわけですから。

しかし、私はこういったことは、対岸の火事ではないということをお伝えしたいのです。

大学病院にビビり、何も言えず、とにかく医者の言うことに合わせるだけの患者になってはいけません。

実は、病院側は患者家族の様子を見て「あ、この患者からは訴えられないだろうな」と判断したら、ちょっと難しい手術の練習台にしたり、経験が浅かったり、技術が低かったりする医師をあてることがあります。

つまり、医者からバカにされてしまうというのはすごく危険なことなのです。

繰り返します。ビビってはいけません。

むしろ堂々と、「先生、この手術のリスクや合併症についてもっとお聞かせください」とか「手術の死亡率は」「どういう術式でやっていますか」と踏み込んだ質問をするべきです。今の時代、調べようと思ったらかなり知識は入るはずです。大事なのは正しい知識かどうか、というよりも、あなたが「これだけ真剣に医師や病院と向き合っている」という姿勢を見せることです。

医師は「失敗したら訴えられそうな患者」には、慎重に対応します。

医者に嫌われてはいけないと思ったらダメなんです。堂々と、発言してください。あなたや、あなたの大切な方の命がかかっているのですから。

とにかく、**医者の言うことを鵜《う》呑みにしない**こと。

医者が勝手に人の人生を決める権利、なんてないわけです。

そしてもうひとつ。「大学病院にいる医師だから優秀に違いない」という思い込みを捨てることです。地域の病院にも、優秀な先生はいます。

私が尊敬する医者の一人に、地域医療で有名な諏訪中央病院の院長だった鎌田實先生がいます。病気の治療だけでなく、病気にならない方法を考えていて、「病院に来なくても済むようにする」ことを説いています。

常に患者に寄り添い、話を聞いていく名医です。

第二カ条：医者への質問をためらわない

医師に対して、少しでも疑問があれば、ためらわずに聞くことです。

「煙たがられるかもしれないから」と遠慮しないで、どんどん聞くことです。

意図せず、過剰に降圧剤の薬を処方されそうになり、ご自身も不安や不快感があれば、自分の持っている知識や情報をもとに、医師とディスカッションしてよいと思います。

「ここまで下げる必要はないと私は思っています」と、言ってもいいのです。最新のデータが公になっており、さらに誰もがインターネットを使えば入手できる時代になっているのに、それを使わない手はないと思います。

自分の体のことですから、**自分で情報を取りに行き、医師ではなく、自分の判断で治療法（薬を飲むか飲まないかなども含めた）を決める**というのが本来の医療のかかり方、だと思います。

プライドの高い医師の中には「いやいや、こんなジャーナルの情報は当てにならない」などと言ってくる医師もいるかもしれませんが、そう言われたら、「先生はここに論文出たことあるんですか？」と突っ込んでしまえばいい。それぐらい強気になっていいんです。

患者からの質問に対して、機嫌が悪くなったり、態度が変わったりする医者とは、こちらから付き合う（かかる）のをやめればいいのです。

第三カ条：お医者さんに、年齢を聞いてみよう

医師だからといって極度に畏れたり、遜《へりくだ》ったりせずに、普通に話してみてください。

「先生、お年はおいくつでしょうか」

と、唐突すぎずに、自然の会話の中で聞けたら、質問をしてみるのもよいと思います。

医者の生きる姿は、健康の見本とも言えるからです。

もしも年齢より若く見えて表情もいきいきとしていて豊かで、肌つやもよく、目に力もあって、滑舌《かつぜつ》もよくお元気であれば、「あぁ、この先生の言うことを信じていたら、私も健康になれるかもしれない」とおのずと思えるものです。

年齢より老けていて不健康そうで、覇気がなく、いつもデータばかり見ている

ような医師とは、付き合いたいとはあまり思えませんよね。

それから、患者と向き合う中で、「お金にならないこと」までやってくれるかどうか。

これもよい医師の見極め方のひとつ。私はここが一番だと思います。

たとえば、**日常生活に取り入れたらよさそうな簡単な体操とか、生活指導**など。本当に些細なことでも、健康に暮らせる生活のヒントや、その医師だからこそ話せるアドバイスを貰えると、「あぁ、この先生に診てもらってよかった!」となるものです。

一方、患者の顔色すら見ることなく、検査の数値やパソコンの画面ばかり見てあっという間に診察が終わる、そんな医師は大学病院教の信者としか思えません。

皆さんもいくつもの病院にかかり、複数の医者との付き合いを続けていけば自然にわかると思います。患者寄り添い型の医者かどうか。

「先生、おいくつですか?」

と、自然に聞けるかどうか、で判断をしてもよいかもしれませんね。

画面を見たまま、むすっとして、返事はおろか、「はい、これ処方せん」と言って話が終わるような医者だったら、こちらからもう願い下げですね。

こうやって、患者が医者を選ぶ時代が来ているのです。

第四カ条:謝礼をするなら、手術の前ではなく後に渡す

医師に対して、御礼品(お金も含む)を持参してペコペコと頭を下げる患者は、医師(特に外科医)から見れば、「お得意さま」みたいなものです。そんなことをすれば「あの人は、おそらく何をしてもたぶん、訴えないだろう」という隙《すき》を与えかねません。もしかしたら素人のような医師のための、手術の練習台にさせられるかもしれません。

あり得ないと信じたいのですが、無きにしも非ず、なのです。渡したいのであれば、成功してからがいいですね。お礼の気持ちとして渡せば、先方も気持ちよく受け取ってくれるでしょう。最初から**媚を売るように物品で先生の機嫌をとるようなことは避けた方がいい**というのが私の考えです。

〈事前に渡すとよくしてもらえるかもしれない〉と考えがちなのですが、そんな保証は全然ありません。「医者のお得意さま」になってはいけません。こびへつらってはいけません。

では、どういう態度が理想なのか。

しっかりと患者側の主張をして、必要があれば質問もして、確たる態度で向き合います。

医師はそういう態度を見て、「この人の手術、失敗したら訴えられそうだな（ややこしそうだな）」と思ったら、大きく分けて2つのパターンで対応します。

ひとつが、「真面目にしっかり手術を行う」。これが理想です。

もうひとつが、「申し訳ありません。それだけの技術に自信がありません。失敗すると大変なことになりますので、よその病院に行ってください」と、丁重にお断りしてきます。

あー、断られた！　と残念がらずに、「よかった、この医者にお願いしたら大変なことになっていた」とラッキーだと受け止めましょう。

紹介状を書いてもらえるかもしれませんが、自分で探してもいいと思います（ヤブ医者の紹介で、またヤブに当たる確率も大ですから）。

多少手間がかかっても、納得できる医師のところで手術をしてもらえるように、対等に話ができる医師を探すしかありません。

第五カ条：すぐに薬を出す・5種類以上の薬を出す医者には注意する

いくつかの病院や科にかかっていて、結果的に処方された薬が5種類以上になってしまった、という方は意外と多いと思います。本来であれば医者が問診時に、患者が今飲んでいる薬をすべて把握した上で、それでも必要であれば処方せんを書くべきですが、それをせず（知らずに）、あっという間に多剤併用になってしまう。これは残念な話です。

一番**ひどいのは同じ医者が5種類以上を処方するケース**です。これは最悪です。薬剤リスクを何も知らない医者である、ということを露呈しているようなものです。

そういう医師に限って、

「とりあえず、この薬を飲んでみましょう」

とまずは薬を試そうとします。

これ、ダメダメです。

「とりあえずこの薬」なんて、ダメ用語だと思ってください。

今飲んでいる薬をなるべく減らす方向で考えてくれる、それがよい医師です。

問診時は、しっかりと自分の体調や、今飲んでいる薬や、副作用があればそれも含めた自分の体の症状や変化を丁寧《ていねい》に伝えましょう。

それを最後まで聞いてくれて、「この薬を止めてみましょうか」と言って、しばらくの期間やめることを提案し、その後何の変化もなければ完全にやめる方向に導いてくれる。そんな患者の体調に、丁寧に根気強く寄り添ってくれる医師に出会えるのが理想です。

では、どういう病院に行けばいいのか。

一概には言えませんが、ただ私の印象として、基本的に大学病院の医師たちは、患者一人ひとりが、多くの疾患を抱え多剤処方されているという発想で見ていないので、多剤併用になりがちです。私は地域に密着した病院で、そういう医師を探すのがよいと思います。

今かかっている医師が「理想の医者であるか」、試してみてもいいと思います。お薬手帳や薬を持参して、これまで飲んでいる薬を見せます。

そして、自分の体の変化や日頃の生活上の問題点などを細かく伝えます。

その時、「数値がこんなに悪いんだから、飲まないとダメですよ！」と頭ごなしに命令する医師とは、もうおさらばです。付き合うのをやめましょう。

「この薬を飲んでみましょうか。でもこういう副作用があるので、徐々に減らしていけるように、また様子を聞かせてください」

と**「薬を減らす」方向で、向き合ってくれる医師だったら、とりあえずそのままその医師を継続していい**と思います。

そうやって、互いに丁寧に会話を重ねて、信頼関係を築きながら選んでいく。これが医師と患者の理想的な付き合い方です。受け身でいては何も変わりません。

軽度の糖尿病とか高血圧などで通うリピーター患者は「ドル箱」!?　で、何とかして繋ぎ留めたいと考える医者がいると聞きますが、これは実際嘘ではありません。

医者は本来、薬を飲まずに健康でいられるように、医療機関にも薬にも頼ることなく、健康に過ごせるように患者を導くべきなのですが、今の医者の多くが検査を通して「病気」や「異常」を必死に見つけて、「薬」を飲ませて、多剤併用ループに患者を巻き込んでいます。

この歪んだ思考と常識が、残念でなりません。

第六カ条：「とりあえず検査しましょう」と言う医者にも注意する

患者に対して、「念のため」とすぐに検査をするように勧める医者は、要注意なのです。

皆さんはそれほど気にかけていないかもしれませんが、私は、多剤処方する医師よりもこちらの医師の方が「ヤバい」と思います。

実は、**検査の診療報酬（保険点数）は、処方せん料よりはるかに高い**ものです。実際は医師は薬を沢山処方しても、院外処方だと収入は同じなのです。

皆さんも診療明細書というのを、病院から領収書とともに受け取っていると思いますが、そこの点数を見てください。

たとえば、ＣＴ撮影は単純な検査で９００点、造影ＣＴ検査になると１４００点、これに診療報酬点数などを加えるとさらに倍近くの点数になります。保険点数は1点10円として計算されますから、単純なＣＴ検査をしただけで診療費は1

万5000円ほど（3割負担の方の場合、自己負担は4500円ほどです）。

これはあくまでも目安です。

他にも沢山の検査があります。検査をしたがる医者は、「病気を見つけたい」のです。

高齢者の場合、必ずと言っていいほど、さまざまな検査で異常が見つかります。異常（これを医師は病気と捉えます）を見つけて、治療に繋げて儲けたい。検査をすれば医師の目論見通りになってしまいます。

しかしながら、多くの患者さんは、不安です。不安なので、病院に行っているはずですから。

そんな時に「とりあえず、検査をしましょう」とか「念のため、診ておきましょう」とか言われると、「あぁ、ありがたや。ぜひお願いします」となるでしょう。

しかし、勇気を持って尋ねましょう。

「その検査、本当に必要なものなのですか」

と。

医者の言葉「検査をしましょう」は、親切なように見えて実はそうではないことも多々あるということを知っておくだけでも、病院に縛られないひとつの方法になると私は思います。

第七カ条：往診や生活指導など、患者に寄り添った医師と付き合おう！

地域病院の中には「往診」をしているクリニックもあります。

往診とは、患者宅に医師が出向いて、患者宅で診療をすることです。

（一方、「訪問診療」とは事前に契約の上、定期的に訪問をお願いする診療のことで、月に2回程度が一般的です。「訪問医」と言いますが、基本的に往診医も

訪問医も同じです）

高齢になると、病院に行くのも負担が大きくなります。「往診」してくれる病院にかかりつけ医を持っていたら、高齢者には安心です。何か体調に異変があった時、**救急車を呼ばずにまずは身近で診てもらえるということは、実はすごく大きなメリットですし、御家族も安心**かと思います。

往診医は、自宅という診察室以外の場で患者を診るため、患者の生活状態を知ることができるのが特長です。

高齢者の慢性疾患というものは、生活に密着していることが多いため、生活の場である自宅での診察は、患者にとっても医師にとっても、大変有効なのです。

しかしせっかくの往診でも、患者の顔色を見たり、住まいの様子を見たり、丁寧に話を聞いたりすることなく、血圧や体温測定だけをして、その数値だけで診断する。

そんな往診医も少なくありません。

そういう診察が続いた場合は、

「先生、それだけですか。大丈夫でしょうか」

と聞いていいと思います。

それに対して、不快感をあらわにしたり、無視をしたり、何も変わらず、患者の生活状態を汲み取ろうとしない医師であれば、その医師に診てもらうのはやめて、他の訪問医に変えた方がいいと思います。

私が知る限り、優秀な往診医は、高齢者の生活状態を見るために冷蔵庫やごみ箱の中を見たり、時間をかけた問診を通して、「食事や水分はしっかりとれているか」「排泄の状態はどうか（便秘は続いていないか）」「薬は正しく飲めているか、塗れているか、余っていないか」などを聞いたり、生活状態に問題がないかなども確認します。

そして、生活しづらさゆえの健康上の問題があった場合は、その解決策まで一緒に考え、必要に応じて訪問看護師や訪問調剤薬局、ケアマネージャーなどと連携をとります。いわゆる**介護と看護と医療の連携**です。そういうチームと出会えたら最高です。

ただ、中には非常に残念な訪問医もいます。

大学病院に勤めている医者の多くが、一度も往診をしたことがありません。大学病院の循環器内科出身の説教じみた医師が、いきなり往診をしても、これまでのデータ至上主義から抜け切れず、検査数値を見てそれで終わりです。前述しましたが、そういう表面的な医師との付き合いはさっさとやめましょう。

第八カ条：かかりつけ薬剤師・調剤薬局を味方につける

高齢者にとって、何より身近な医療従事者と言えば、かかりつけ薬局の薬剤師かと思います。

いつも利用する調剤薬局に、「かかりつけ薬剤師」はいますか？

体調に不安を感じた時とか、病気のこととか、薬に関することだけでなく、積極的に相談をしてもいいと私は思います。

「インシュリンを打ち始めてから調子が悪くなった」とか、ためらわずに相談してもいい。

本来は医師に相談すべきことではありますが、医師に話せない場合は、調剤薬局の薬剤師に相談すればいい。

さらに言うと**医者とのコミュニケーションの仲介に、調剤薬局にいるかかりつけの薬剤師に入ってもらってもいい**とも思います。

どこまで協力してくれるか、薬剤師の性格や考え方、それからその病院との関係性（力関係）などにもよると思いますが、実際に調剤薬局の薬剤師は、処方せんを出した医師に連絡をすることも少なからずあります。明らかに併用禁忌の薬が出ている時などがそうです。

「この組み合わせは、大丈夫なのか」

「この薬は多すぎないか」

と、病院側に言ってくれることもあります。

調剤薬局をいくつか使っている、という人もいらっしゃるかもしれません。かかりつけの病院の近くで薬を貰うようにしていると、おのずと調剤薬局を複数利用するようになると思います。その都度、お薬手帳を持参すれば、さほど大きな問題にはなりませんが、「何かあった時に、いつでも相談できる」というかかりつけ薬剤師を決めておくと、すごく安心できると思います。そういう意味でも、調剤薬局を一本化してもいい。

5軒10軒まわって、一番しっくりくる（相談しやすく、利用しやすい）調剤薬局を見つけるといいと思います。時間と手間はかかりますが、それぐらいはやっておくと、今後のためにもよいと思いますよ。

薬剤師の中には、プロフェッショナリズムの高い、優秀な方も一定数います。そういう方に出会えるといいですね。

もしも訪問医療を契約している方であれば、定期的に（月２回が主流でしょうか）訪問医だけでなく、訪問看護師と接する機会があるでしょう。

訪問看護師の中には、志高く、非常に優秀な人もいらっしゃいます。医者に相談できないことや、些細な日常生活の不安など、訪問看護師に相談をしてもよいと思います。

介護保険の利用者であれば、ケアマネージャーが身近にいると思います。ケアマネージャーの中には、住んでいる地域の介護・医療・社会保障全体の情報を沢山持っている方もいるので、**ケアマネージャーに相談する、あるいは、地域包括**

支援センターに話をしてもよいと思います。

こうやって、できるだけ自分で抱え込まずに、身近な医療職や介護職に相談をして、自分に合った最善の医療を受けられるよう、自分自身で「医師や医療を選ぶ」という意識を持ち続けましょう。そういう努力の積み重ねが、健康被害や、薬剤事故などの防止に繫がるのです。

第九カ条：医者版食べログがあったらいいと思いませんか

レストランの口コミ情報が集う「食べログ」のように、医者や病院の口コミがまとまって閲覧できる病院サイトがあればいいな、と常々思っています。食べログの病院版です。

エリアやキーワードの入力から、自分が気になる病院が探せて、さらにその病院の口コミも見られる。そこから予約もできて、病院の外観や内観（待合室）写真などもあれば、さらによいのですが、なかなかそういうサイトはないですし、作るのも難しいと思います。

でも近いサイトがあれば、インターネット上で口コミがまとまって見られて効率がいいなぁ、と思うのです。探してみると、ぽろぽろと病院口コミサイトには行きあたりますが、どれも信ぴょう性に欠けるというか、情報量が少ないというか。

その点、圧倒的な掲載数を誇る食べログのように、情報が一点集中していて、さらには「美味しかった」「また行きたい」という前向きな書き込みが多いものは、「ここなら行ってみようかな！」という気になれるというもの。食べログは「オイシイお店を探すために」利用するものであって、「悪い店を探そう」という目的で探す人なんてそういないと思います。

積極的な視点で病院を探せるサイトがあればいいな、と思うのです。

利用した病院の医者がよかったら評価をしていけばいいし、それを見て、他の誰かがまたその病院にいけばいい。本当は対面で「ここよかったですよ」という口コミを知れたらよいのですが、なかなか叶《かな》いづらい今のネット社会。

いいカタチで、口コミが利用できれば、よい医者への評価が高くなり、悪い医者が淘汰されていくと思うのですが。

でも、グーグルマップの口コミでちょっと批判を書かれたぐらいで訴える医者がいるのを見るにつけ、日本ではちゃんとした医療情報を得るのは絶望的だと思ってしまいます。

あとがき

35年以上も高齢者を専門として診ているると、日本の医学界の進歩のなさに啞然とすることは珍しくありません。

私が初めて、日本の高齢者に対する医療体制の批判をしたのは、今から約30年前の1996年に出した『老人を殺すな！』という本でした。

これは、私が1988年に当時、日本に3つしかなかった高齢者専門の総合病院、浴風会病院で働いて以来、中高年までと高齢者とでは医療のあり方を抜本的に変えないといけないと思うようになって書いた本です。

今でも、その信念は変わらず、最近になって高齢者向けに健康や生き方の本を書くと受け入れられるようになってきたのですが、日本の医学界は、その本を出してからの30年をみても、まったくと言っていいほど変わっていません。

その間に海外の大規模調査で、糖尿病の人の血糖値は「正常値」に下げるより、やや高めでコントロールした方が死亡率が低いことや、コレステロール値は高めの方が死亡率が低いことが明らかになっていったのですが、日本の医学界は、ようやく最近になって少し認めるようになりつつあるというのが現状です。

食塩の摂取量に関しては、２０１４年に世界で最も権威のある医学雑誌である"The NEW ENGLAND JOURNAL of MEDICINE"で、17カ国10万人以上の人を調べた結果、１日10ｇから15ｇの塩分摂取が一番死亡率が低いことが明らかになっているのに、２０１５年、２０２０年の厚生労働省の日本人の食事摂取基準では、塩分摂取量の目標値は下げられています。

一般の人ですら、今の基準が異常なのに、高齢者の場合は、血糖値が高い方が脳にブドウ糖がいきやすいし、血中のナトリウム値が低くても腎臓から塩分が出ていくので低ナトリウム血症が起きやすいのですから、もっと高めでいいと言わないといけないのにと、惨憺《さんたん》たる気持ちになりました。

脳に、酸素やブドウ糖、ナトリウムが足りない時に、起こりやすい副作用がせん妄と言われる意識障害です。

せん妄を知らない医者というのは、あくまでもメタファーですが、血圧や血糖値、塩分、コレステロール値などが高いことを気にする医者は掃いて捨てるほどいるのに、医者たちが数値が低いことにあまりに無頓着なのは、超高齢社会の医者としていかがなものかということを提起したかったのです。

私の言うことが、すべて正しいとは言いません。

しかし、患者層が高齢化するという形の変化が起こっていたり、また海外で新しい知見が出ていたりするのなら、それに対して勉強するのは、医師として当然のことのはずです。

１９９６年の私の著述は医学界から完全に黙殺され、日本老年医学会は、確かに多剤併用の害を訴えるようにはなりましたが、高齢者にとっての正常値（死亡率が一番低い基準値と言った方がいいでしょう）を調べようともしていません。

薬物療法のガイドラインなるものを出して、使うと危ない薬をリストアップはしていますが、複数の疾患を抱える患者さんにどういう優先順位にすべきかとか、高齢者に年齢別、体重別にどの程度薬を減らしたらいいかすら書かれていないのに『ガイドライン』と名乗っているのです。

高齢者が増えると専門分化型医療から総合診療型医療に変えないといけないと、私は30年前から訴えています。２０２４年の6月に厚生労働省はやっと総合診療科を院外標榜していいと解禁することを検討し始めましたが、それより総合診療医の養成はまったくと言っていいほど進んでいません。

私の言うことを信じないで、もっと調べて勉強していただくことは私も望むところですが、今の医学はおそらく多くの患者さんが想像されている以上に、進歩がないし、高齢者に合わないものになっていることは知ってほしいのです。そして、現在の大学医学部を見る限り、よほどの政策変更がない限り20〜30年は変わることはないでしょう。

自分の体や命を守ることができるのは、自分しかいません。

本書などを参考にしながら、医者の言いなりにならず、自分の身を守るようにする気持ちを持ってもらえるなら著者として幸甚この上ありません。

末筆になりますが、本書の編集の労を執っていただいた木田明理さんと大崎百紀さんにはこの場を借りて深謝いたします。

和田秀樹

参考文献

『ポリファーマシー見直しのための医師・薬剤師連携ガイド』(南山堂)

『最新　介護福祉士養成講座12　発達と老化の理解』(中央法規)

『こころの治療薬ハンドブック第14版[2023]』(星和書店)

山口育子『賢い患者』(岩波新書)

筑波大学プレスリリース
「進行がん患者が過ごす場所は生存期間にほとんど影響しない」
https://www.tsukuba.ac.jp/journal/pdf/p20230419140000.pdf

政府広報オンライン
「上手に医療機関にかかるにはどうしたらよいのでしょうか?」
https://www.gov-online.go.jp/useful/article/201902/1.html

がん対策研究所予防関連プロジェクトHP
「タバコと死亡率との関係について」
https://epi.ncc.go.jp/jphc/outcome/252.html

幻冬舎新書 746

「せん妄」を知らない医者たち

二〇二四年九月二十五日　第一刷発行

著者　和田秀樹
発行人　見城　徹
編集人　小木田順子
編集者　宮崎貴明　福島広司
発行所　株式会社　幻冬舎
〒一五一-〇〇五一　東京都渋谷区千駄ヶ谷四-九-七
電話　〇三-五四一一-六二一一(編集)
〇三-五四一一-六二二二(営業)
公式HP　https://www.gentosha.co.jp/
ブックデザイン　鈴木成一デザイン室
印刷・製本所　株式会社　光邦

ISBN978-4-344-98748-7 C0295
わ-1-10

*この本に関するご意見・ご感想は、左記アンケートフォームからお寄せください。
https://www.gentosha.co.jp/e/